听故事 学推拿

编　著　于天源

编委

于天源　鲁梦倩　姚斌彬　陶艳红　吕桃桃
闫金艳　陈金平　耿　楠　官　乾　姜翠花
焦　谊　李　桐　刘志凤　王厚融　吴　凡
徐亚静　张润龙　张英琦　周　嫱

人民卫生出版社
·北京·

图书在版编目（CIP）数据

听故事学推拿 / 于天源编著 . —北京：人民卫生
出版社，2022.6
ISBN 978–7–117–27136–3

I. ①听… Ⅱ. ①于… Ⅲ. ①推拿 – 基本知识 Ⅳ.
①R244.1

中国版本图书馆 CIP 数据核字（2022）第 083320 号

听故事　学推拿
Ting Gushi　Xue Tuina

编　　著	于天源	
出版发行	**人民卫生出版社**（中继线 010–59780011）	
地　　址	北京市朝阳区潘家园南里 19 号	
邮　　编	100021	
印　　刷	三河市潮河印业有限公司	
经　　销	新华书店	
开　　本	710 × 1000　1/16	印张：15
字　　数	245 千字	
版　　次	2022 年 6 月第 1 版	
印　　次	2022 年 7 月第 1 次印刷	
标准书号	ISBN 978–7–117–27136–3	
定　　价	58.00 元	

E － mail　pmph @ pmph.com
购书热线　010–59787592　010–59787584　010–65264830

打击盗版举报电话:010–59787491　　E- mail:WQ @ pmph.com
质量问题联系电话:010–59787234　　E-mail:zhiliang @ pmph.com
数字融合服务电话:4001118166　　　E-mail:zengzhi @ pmph.com

目录

道理。

第二篇　听故事　学理论 / 15

什么是"黑穴"？从事推拿的人都希望更多地掌握"黑穴"。那么如何发现、寻找"黑穴"呢？

第三篇 听故事 学手法 / 39

作为医生首要的任务是诊断。摸法是诊断性手法。

第四篇　听故事　学临床 / 93

不缓解，其实他的背痛不是心脏病引起的，而是棘上韧带损伤。

老人的腰椎就骨折了。为什么呢？

本病的其他原因。

第六篇 听故事 学练功 / 207

用于临床中，指导患者功能锻炼。课堂上我也讲给学生们听，请他们注意如何下达医嘱。

许多膝痛、膝肿是不需要药物和针灸推拿治疗的，通过功能锻炼既可以消肿，又可以加强膝关节周围的肌肉力量，减轻骨质疏松所引起的疼痛。

踝关节扭伤后，为防止粘连，损伤后 3 天或肿胀不再加重后即要开始练习。为防止再损伤，还要加强肌力练习。

第一篇

听故事 学治学

001 | 在我的教案里，夹着这样一张出租车票

> 每个行业都有自己的优秀工作者。看，一个出租司机对我们治学的启迪。

在我的教案里，夹着这样一张出租车票。

那张出租车票是 2010 年 1 月 13 日 18:33 上车，18:47 下车。在这 14 分钟 7.6 公里的车程里，我和司机有一番对话。

那天因工作忙，晚上 6 点多才想起来爱人出差，我要回去给孩子做饭。我急匆匆走向单位西门。在距西门还有 20~30 米远时，我看到在西门外的主干道上，一个亮着顶灯的出租从南向北开着。我想，完了，过去一辆空车，这时间多不好搭车呀！

可就在这时，这辆车停了下来。我快跑几步，上了车，对师傅说："师傅，您好！望京花园。"

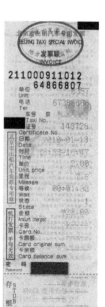

"好嘞！"那师傅答应了一声，就起步了。车还没开出去 100 米呢，师傅就问："我这车开得怎样？"

我说："就这百十米，怎能看出您开得怎样？"

"就冲我刚才那一脚刹车。"司机师傅说。

我一想，对呀，刚才他怎么就把车给停下了呢。于是问他："要是这么说，您还真不错。您离那么远，天又那么黑，怎么知道我要搭车？"

"我用余光一扫，看你走路那姿势，就知道你要搭车。"司机师傅停了一下，继续说："你看学东西，有的人一看就会，有的人一学就会，有的人打着骂着都学不会。"

路上，司机师傅还跟我聊了许多开车拉活儿的故事。

我和司机师傅一直在聊，临下车时，我说："您给我打张票吧，您和您的故事会进入我的课堂的。"

专业提示

每个行业都有优秀的工作者。这位出租司机用心做了，做得非常好，对我们治学有很大启迪作用。

002 | 你吃我一个烤白薯，我让你记一辈子

这个烤白薯连同它的制作者真的能让我记一辈子。看，一个农民对我们治学的启迪。

1995 年底到 1996 年 5 月我们与中软大厦里的一家公司合作开发"中国按摩推拿学计算机多媒体辅助教学系统"。当时北京的三环路断路施工。坐公交车只能到现在的蓟门桥附近。下车后要先向西再向南步行 2.5 公里左右，从路的北侧找个合适的地方，穿过施工现场，到达三环路的南侧，去往位于学院南路的中软大厦。

一天中午结束门诊后，因时间紧迫，来不及吃午饭，我就直接赶往公司。在穿越三环路施工现场时，一位农民模样的人冲着我喊："小伙子，过来，吃个烤白薯吧！"其实我看见他了，也看见他那个烤白薯的大铁桶了。但是他及他的烤白薯根本就没引起我的注意。为什么呢？凡是吃过烤白薯的人都知道，一般我们都是闻到烤白薯那特有的香味，才会唤醒我们的食欲，接下来就是闻着味儿去买。而他这个摊儿跟这种香味儿好像没啥关系似的。

我说："不吃！不吃！没时间了。"

"你等等。"他说："你吃我一个烤白薯，我让你记一辈子。"

听他这么一说，我一想，反正也没吃饭呢，好坏就是它了。

当他掀开铁桶时，我有些心凉，为啥？因为还是没闻着香味。但我还是选了一个比较大的烤白薯，心想，怎么也得"以量取胜"呀。

交钱时我还说了句："记什么记一辈子呀？"

他说："你就站我这儿吃，不好吃钱还给你。"

我们都吃过烤白薯。凡是大个的，都被烤成"外糊里熟"。我一看我拿的这个，不但没香味，而且外面还没糊，心想，闹不好还是个生的吧。

可当我掰开这个白薯时，一股香味径直扑向我的嗅觉中枢。这香味，太熟悉了、太浓了、太完美了。

再定睛观看，白薯肉黄黄的，还在冒着热气，香味奔向四方，食欲催我张口，

形象全然不顾。

在我说"不错"的同时,放下了半个,开始揭那半个的白薯皮。毕竟是施工现场,毕竟是煤火烤制,总不能把灰呀、沙子呀都吃进去吧。

我左手旋转白薯,右手捏住一点白薯皮,薄薄的一层皮儿很容易就撕下来了。那最诱人的"小鲜肉"就在眼前,但见那"小鲜肉"略焦但没糊。

我不知未来50年还能不能记住这块白薯和他的制作者,但它与他已经在我的脑海里呆了20多年了。

他并没有让香气到处"张扬",也没有把它烤成"外糊里熟"那样接地气。但是它的香一点没浪费,全被我吸到了;它熟、它没糊,没有让我用牙去啃白薯皮上的"小鲜肉"。

更重要的是,他和他的"作品"已经让我回味了20年,并经常走入我的课堂,让听过我讲课的学生知道:做什么都容易上手,但做到极致十分不易。

学推拿更是这样。

专业提示

做什么都容易上手,但做到极致十分不易。

003 | 从捏面人到学推拿

捏面人与学推拿、学针灸、学各项技能有什么关系?看,捏面人的故事对我们治学的启迪。

听过我讲推拿手法的,几乎都听过我讲捏面人的故事,这个故事确实会给我们一些启示。

在过去,有一对捏面人的师徒。师父捏出来的总是笑脸,徒弟捏出来的总是哭脸。这样徒弟总是出不了师,无法自立。冬去春来,暑往寒来,师父老了。直到师父临终前,将徒弟叫到病榻之旁,问:"知道为什么你捏不出笑的面人吗?"

"徒弟太笨!"

"其实不是你笨,是我始终没有让你看到我是如何把面人捏乐的。"师父停了停继续说,"每当我捏完面人时,就让你去给我拿水、拿面、拿染料,把你支开了。"徒弟认真地听,师父继续说,"可当你走后,我把面人的下巴向上'托'了一下,面人就乐了。"

徒弟没有看到"托下巴"这一招儿,就始终没有出师。因为谁都不会买一个哭的面人回家。

（专业提示）

在学习推拿、针灸时,其实也包括所有的技术,眼睛要紧紧盯住,看清每个步骤和细节,看清先后顺序与关联。一个步骤没盯住、一个细节没看清、一个顺序没弄对,就等于没学会。

在讲课时,几乎每个班我都会讲这个故事,告诉学生,在老师演示手法时,要认真看,不错眼珠地看,每个细节都要看清。

这个故事讲到此似乎就要结束了,可是更精彩的捏面人故事还在后面。

004 | 我与捏面艺人的一组对话

我与捏面人的艺人有过一组对话。看,这组对话对于我们的治学有哪些帮助。

捏面人、托下巴的故事讲过多次后,我担心这个故事的真实性,一直想去验证一下。有一天,在我家附近看到一个捏面人的艺人,我就买了两个面人,然后就跟他攀谈起来。我说:"我跟您打听个事儿。"

艺人说:"跟我打听什么呀,我又不是本地人。"

我就把"托下巴"的故事讲给他听。讲完后,艺人笑了,说:"我还真没听过这个故事。不过我可以给你做个类似的演示。"说着,他准备好两块面,说:"你看,这是两块大小一样的面,我给你捏一个孙猴、捏一个八戒。"他很麻利地就把孙猴和八戒的脸给捏好了。他问我："你看有什么区别吗？"

我说："没啥区别吧？"

他追问了我一句："你看他俩的胖瘦。"

我说："差不多吧？"

艺人说："对！他俩现在一样胖瘦！可是你看啊，我一会给他俩贴上胡子，然后你再看。"

我把脸凑得更近了，认真地看。艺人拿了块黑面，一分为二，开始做胡子，做了两付一模一样的胡子。他说："你看这胡子有区别吗？"

我看了看说："没区别。"（还真是没区别）

然后艺人就给孙猴和八戒贴胡子。就这么一贴，一个瘦孙猴和一个胖八戒活灵活现地出现在我面前。艺人看看我，又看看他的作品。我看看瘦孙猴、胖八戒，再看看艺人。艺人会心地一笑，问："知道为什么吗？"

我再看看他的作品——瘦孙猴和胖八戒，摇了摇头。

艺人说："同样的面做出同样的脸，同样的胡子往上贴。那为什么一胖一瘦呢？"

我随声附和着："为什么呢？"

艺人说："你看啊，这个胡子往中间贴，猴子就是个瘦猴。"他边说边指给我看，确实胡子挺靠近猴鼻子的。然后艺人迅速地把胡子给揭下来了。"如果要往两边贴呢？"我俩短暂地对视了一下，他很快地将眼神移到了孙猴身上，我也使劲地盯着看，生怕他做什么"手脚"，他迅速地将胡子贴在了孙猴脸的两边靠近耳朵处，一个瘦猴顷刻间就变成了胖猴。紧接着，他又把胖八戒变成了一个瘦八戒。

许多年过去了，那个艺人、那个孙猴、那个八戒始终在我脑海里。不仅仅是因为他们的形象，最主要的是对下巴的那一"托"、对胡子的那一"贴"。这一"技艺"成就了今天的我。

专业提示

做任何事，学习任何知识，都要认真学、仔细看、用心揣摩，才能学好技艺、成就未来。

005 | "三壶"的故事

> 知道"三壶"的人或许不会太多了。但其中蕴含着一些道理。

在我学习的过程中,有许多老师给我开过小灶,给过我无私的指导,对我的成长给予巨大的帮助。我始终记得他们,至今影响着我的行医、教学、带教方式。

我给大家讲一个"三壶"的故事,不是宣扬"负能量",而是提示我们珍惜各种学习机会。

我曾经与一位老师有过这样一次对话。我将这位老师称为D老师吧。

D老师大体上这样说的:"你和WW一看就会,太聪明(恕我借别人的嘴自夸),但你俩谁也没学全。我教给了他一部分东西,教给了你另一部分东西。教的东西不一样。"

我说:"您教了我好多东西,我从您这里已经学到了很多知识。"

D老师并没有理会我对他的肯定,"你别失望,也别吃惊,因为我学这些东西时太费劲了,不能轻易地全教给你们。"他继续说:"你知道什么是三壶吗?"

这一下可把我给问住了,我小声说:"三胡?柴胡?前胡?元胡?"

D老师看了我一眼,说:"我就知道你不知道。不是问你中药。"

"那是?"

"我学习时,讲究三壶。"我竖起耳朵听是哪三胡,D老师继续说:"师父休息时徒弟要给拿茶壶;师父吃饭时徒弟要给拿酒壶;师父睡觉时徒弟要给拿尿壶。"

我听得有些傻了。但我相信,那是过去学习时的真实场景。我也非常理解这位老师的心情。

后来我当了老师,走上了讲台,秉承"德高为师,身正为范",毫无保留,手把手教,让学生学、让学生们好好学,不好好学的还会被批评。

临床带教过程中,也是倾我所有,教给学生。

1. 珍惜师生的情缘:老师要珍惜,学生也要珍惜;今生有缘才能成为师生。

2. 珍惜学习的机会:技多不压身,所有学到的东西都是日后为患者解除疾苦的手段。

3. 珍惜所有倾囊相授的老师:我相信绝大部分老师都会倾囊相授,他们才是主流。即使因各种原因没能倾囊相授,只要学到了,仍要怀有感恩之心。

006 | 在技能学习中如何用心来"看"

学习技能,不光是要用眼看,更多的是要用心"看",即学习要走心、要琢磨、要坚持、要勤奋。

很久很久以前,有一次专程去拜访一位先生,想跟他学习一个上午。自我介绍、并说明来意后,却被拒绝了。我想:花了 2 小时来的,怎么都要学点东西吧,否则对不起往返路上 4 小时呀。

打定主意后,我开始推开别的诊室的门,想介绍一下自己和想参观学习的想法,可是总被呵斥:"关上门,在外面等着!"

由于我一个一个诊室推门看,很快就被医院的保安盯上了。您想啊,别人去看病,要么是家属搀着,要么就是手捂着腰,面露痛苦表情,没准还不时地"哎呦"两声,而我既没拎着 X 线片,也没攥着病历,还不时到处张望,估计保安把我当坏人了,始终在距我三五米的地方站着。有时,我一看保安,保安就假装没事人似的看别处;我一不看保安,保安就盯着我。我也没时间跟保安解释。

我站在一个诊室门口,观察着患者进出的时间。我注意到一个患者从进到出大约 10 分钟。我想医生时间安排大概是第 1~2 分钟问诊,第 3~4 分钟检查,第 5~6 分钟做放松手法,第 7~8 分钟做关键的治疗手法,第 9~10 分钟写病历开药。再等下一个病人进入诊室时，我就站在门口，背对着门，假装站在门口候诊，但实际上是用足跟轻轻将门挡住，不让诊室的门关严。估计医生开始做关键治疗手法时，再用足跟将门轻轻推开。此时向里看一眼，看到了这十分钟就有收获，没看到就再等十分钟。

其实，这样的学习经历并不多。因为大部分老师喜欢爱学习的学生。

我愿意跟老艺人、老工匠聊天，听他们讲学艺时的经历。我发现学艺内容千差万别，学艺之路各不相同，但每个成功的艺人、工匠都有着共同点，那就是：学艺都需要走心、都需要琢磨、都需要坚持、都需要勤奋。

人生要不断地学。在课堂讲授、实训演示、临床跟诊中，都要学会看，要学会用心"看"。

专业提示

首先，要看医患间的关系：包括医生与患者各自体位、相互关系。

其次，要看医生的姿态：包括足的位置、手的放置、医生的眼神、全身各主要关节如何协调运动。

第三，医生做了哪些铺垫：如体位上有哪些安排、语言上有哪些沟通、手法上做了哪些准备、前后衔接的手法是什么。

第四，要看医生的发力：包括发力与着力的部位，是持续还是瞬间发力，"根、中、梢"分别在哪里，如何"起、顺、发"（起于根，顺于中，发于梢)，方向如何，力量的持续时间及发力的时机。

第五，要看每个手法的转承：如手法结束后如何过渡到下一个手法，或关键治疗手法的前后做了什么手法。

第六，技能学习不光是用眼看，更多的是要用心去"看"，即学习要走心、要琢磨、要坚持、要勤奋。

下面请看一张图，您能看出多少要点？

这张图除医患体位、患者手的放置、医生手的放置外，最主要的是患者上身是直的；患

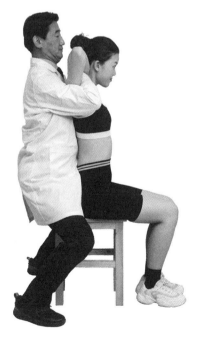

坐位胸部提抖法

者上身直,医生上身就需直;医生身体直则需髋膝屈曲;要想达到上述目的,医生两腿还需左右分开。

其次,还要看到医生与患者的身高关系,如果医生过高则操作不便。

最后,还要观察医患的体重,如果患者过胖或医生过胖,操作可能会有不便。

007 | 学会听也是一门学问

2个故事,4点专业提示,告诉您听也是一门学问。

故事一 学会听主诉

有一位儿媳妇替婆婆来问病。儿媳妇这样描述:"我们家老太太胖,老说腰痛腿痛,我就想让她适当地走走,要不然越来越胖,越不走腿越没劲儿。"

"这不是挺好的吗!"我说。

"从我们家的楼门口到小区门口也就100米。我扶着她走,她说腿痛。可是她走走停停,站在路上,先后跟3个邻居聊天,前后加起来聊了有1小时。"

"那聊天时她腿痛吗?"

"她不但没说腿痛,还跟没事人似的。"儿媳妇带着不解的神情描述着。

这是什么病?

为什么走路就说痛,站着聊天就没事儿?

据此,您能判断这是什么病的主诉吗?

故事二 从杂乱的症状中听出规律

一位患者说了如下一些症状:"头痛,头晕,耳鸣,看东西眼发花,心跳快、心律不齐,血压升高,手脚发凉,汗多"等。

这一堆看似杂乱无章的症状有什么内在规律吗?

据此,您能判断这是什么病的主诉吗?能听出来是什么病吗?

1. "听"需要专业素养:故事一中儿媳妇的描述,是一个典型的"间歇性跛行"。故事二中患者的描述是一个典型的"交感兴奋"症状。能听出来说明"会听",会听实际上也是一种专业素养。专业素养既有赖于知识结构,也有赖于临床经验的总结与积累。

2. "听"要听出弦外之音:临床学习时,有时带教老师当着病人的面,不便指出实习生的错误,会说得很含蓄,比如"这个手法要这么做就好了"或"这个力要向这个方向就更好了"。这就表明,该手法这么做不是很好或者说就是错的,这个手法的方向不是很对。

3. "听"后要模仿:模仿也是学习的一个重要过程,模仿是为了掌握、为了应用。模仿多了,就会用了,就掌握了。

4. "听"也要用心:上一个故事我讲了"看"要用心,听也要用心。正如《学弈》中写到:"……使弈秋诲二人弈,其一人专心致志,惟弈秋之为听。一人虽听之,一心以为有鸿鹄将至,思援弓缴而射之。虽与之俱学,弗若之矣,为是其智弗若与?"这里说的就是专心与不专心听 / 学的区别。

008 | 从白大衣到制服,再到崇高的职业

一位跟我实习的推拿爱好者,向我讲述了他对"白大衣"和制服的理解,让我对医生这个职业有了更深的理解。

多年前我带教过一位推拿爱好者,在此称他为小 R,从事公安工作。他在我这里学习时,有一天我们有过如下的对话:

故事一 患者对白大衣的信任

小 R 是一位烟民。

一次门诊时他跑到外面抽烟去了,抽完烟回来后跟我说:"于老师,刚才给我弄了个大红脸。"

我说："怎么了？"

"刚才我在外面抽烟时，一位年轻女士问我：'大夫，我月经不好，应该找哪位医生看呀？'她这么一问，我脸都红了。"

"为什么呀？"

"我不是医生，也不懂中医，更不懂妇科，只不过喜欢推拿，是在您这里学习的一位实习生。"小R继续说，"一位年轻的女士，问了我这么隐私的问题，我都不好意思了。我知道不是她信任我，而是信任我这身'白大衣'。"

我说："可不是吗，人家看你穿白大衣，信任你，才问的你。"

"所以当时我脸红了，立刻明白了这件白大衣的分量。"小R继续说，"我再给您讲一个我亲身经历的故事。"

故事二　制服带来的安全感

小R说："我刚工作时，有一次晚上在一个路口执勤，那条路特别黑，天还特别冷。有一个小姑娘走来跟我说：'哥哥，你能送我回家吗？我家住在这条街的那头，这条街上没路灯，我有些害怕。'"

"那你送她了吗？"我问。

"当时我们好几个人在执勤，我跟队长说了一下，队长同意了，我就送她到了家门口。"小R说，"路上我问那个小姑娘，这么晚了、天又这么黑，你也挺胆大的，敢让一个男孩送你，你不怕遇上坏人？"

"小姑娘怎么说？"

"小姑娘说：'我不怕，我看你们穿着警察的制服呢，我就不怕。'"小R说，"连同刚才那个病人对我这身白大衣的信任，我真的明白了人们对职业的尊重。"

专业提示

1. 当我们步入医学殿堂，朗读"健康所系，性命相托……"医学生誓言时，从那一刻起，我们就要维护"医术的圣洁和荣誉"，履行"除人类之病痛"的责任，踏上"助健康之完美"的征程。

2. 医学生誓言

健康所系，性命相托。

当我步入神圣医学学府的时刻，谨庄严宣誓：

我志愿献身医学，热爱祖国，忠于人民，恪守医德，尊师守纪，刻苦钻研，孜孜不倦,精益求精,全面发展。

我决心竭尽全力除人类之病痛,助健康之完美,维护医术的圣洁和荣誉,救死扶伤,不辞艰辛,执着追求,为祖国医药卫生事业的发展和人类身心健康奋斗终生。

第二篇

听故事　学理论

009 | 高层次推拿

做任何事都应做到最高境界。那么什么是高层次推拿呢？请看我和一位友人的对话。

1999 年在昆明召开第六届全国推拿学术年会。会上遇到了我的一位朋友，十年没见了，要交流的很多。

晚上，聊起来什么是"高层次推拿"。

他说："××认为高层次推拿是内妇科杂病的推拿。"

我问："那伤科推拿呢？"

"那是低层次推拿。"他说。

"这是什么逻辑呀！"

他反问我："那你说什么是高层次推拿？"

"我理解的高层次推拿是，用最简单的方法，用最小的力，使患者痛苦最小，疗效最好，这些还不够，"我稍停了一下，继续说，"疗程还要最短。"

朋友说："看样子你这十年没白干。"

专业提示

1. 层次高低不取决于从事什么工作，而取决于如何做、怎样做、做成什么样。

2. 高层次应是心神合一的，应是最极致的。

010 | 推拿用力原则之"整体用力"

一位西班牙学员在听完我的讲座后，送给我一幅他亲手画的画。这幅画的主题就是推拿用力原则中的"整体用力"。

2005 年 11 月我去西班牙讲学。那是一个高级研修班，听课的都是当地工作多年的推拿医生。第一站在巴塞罗那,我讲了推拿手法的用力原则。在讲到第三个原则"整体用力"时,讲了"起于根,顺于中,发于梢"。

第二天我一进教室,一位学员就迎上前,手里拿着一张画,通过翻译对我说:"我做了十几年的手法,一直不知怎么用力。昨天您讲得太好了,我终于明白如何用力了。"他笑了笑,继续说,"为此我把我的理解画了一幅画,体现整体用力。"

他指着画中树根、树枝、树梢说:"这是与发力有关的三个部位,整棵树代表

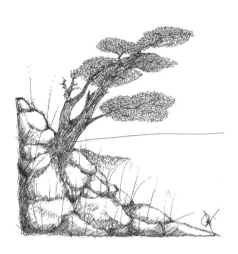

整体用力的方法。送给您,留作纪念。"说着双手把画送给了我,并指着右下角,说:"这是我的签名。"

专业提示

1. 整体用力:在施用手法时,是在大脑的指挥下,身体各部协同运动、发力。

2. 用力方法:起于根,顺于中,发于梢。"根"指足或丹田,"中"指下肢、腰、上肢,"梢"指掌、指。

3. 注意事项:以掌着力时力发于掌,以指着力时力出于指。

4. 以颈部拔伸为例,拔伸时以腿部发力,经腰部传至肩与上肢,产生向上拔伸的力,也就是说膝、髋、腰、背、肩是一个整体,共同发力,形成一个"整"力。

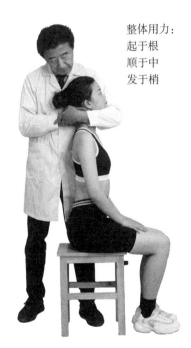

整体用力:
起于根
顺于中
发于梢

颈部拔伸

011 | 到底什么样的手法好

> 什么样的推拿手法最好、最管用？回答这一问题的关键是理清什么
> 是手法的性质。

　　许多学推拿的朋友都在寻找最好的手法，或者在思考哪个手法最管用。要回答这个问题，让我们先看一下按摩推拿治疗伤筋的作用原理。手法可以舒筋通络治疗肌肉痉挛，可以理筋整复治疗解剖关系紊乱，可以活血祛瘀、滑利关节治疗功能受限。

按摩推拿治疗伤筋作用原理

```
病因 → 症状 → 检查所得 → 治疗原则 → 治疗目的  治疗原理  疗效
```

```
                    肌肉痉挛 ← 舒筋通络 → 松
损伤 → 疼痛          解剖紊乱 ← 理筋整复 → 顺      通 → 不痛
                    功能受限 ← 活血祛瘀
                              滑利关节 → 动
```

　　在这里手法没有好坏高低，只要对症就是最好的手法。不因是放松类手法就被忽视，不因是整复类手法受到格外待遇。放松类手法针对解剖关系紊乱是无效的，同样整复类手法对于肌肉痉挛也是无效的。

　　以具有整复作用的"背部按法"为例，整复时须准确定位，瞬间发力，一次用力，即刻复位，治疗岔气。

以具有温通经络作用的"横擦腰骶"为例,操作时不紧不慢,不轻不重,十余分钟,达到透热,治疗寒邪致病。

许多朋友觉得"背部按法"显得更高大上一些,而"横擦腰骶"就很一般了。其实不是,决定推拿疗效的因素首先是"手法的性质"。

手法没有对错之分,只有"有效"和"无效"之分。能够治疗这个病 / 证 / 症的手法就是这个病 / 证 / 症的最好手法。其本质就是"手法的性质",即手法能够解决疾病的本质。

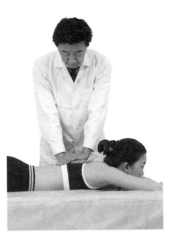

背部按法

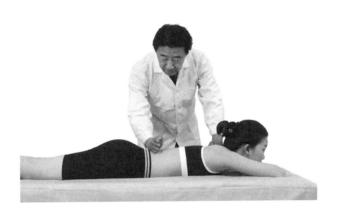

横擦腰骶

"背部按法"虽有整复作用,但如果将其用于治疗"寒凝经脉"一定是无效的。同样将"横擦腰骶"用于"理筋整复"必定是无功的。

(专业提示)

1. 推拿疗效有三个决定性因素,即手法的性质、手法的刺激量、手法的作用部位。

2. 三者在治疗中是相互关联的,只有三者全部施用正确、准确,才能有效,才能取得最好疗效,才能最快地达到疗效。

3. 疗效的取得首先要诊断正确,只有诊断正确,适应证把握得好才是合格的医生。

012 | "普同一等,皆如至亲"的推拿格局

> 从事任何事业,都要有一定的格局。推拿的格局之一是"普同一等,皆如至亲"。

工作早期,我与教研室老师一起出诊。因为年轻,病人一般都不找我看。L老师在踢球时伤到了膝关节,所以经常来门诊治疗。他也一样不找我治,因为他教过我,知道我刚毕业不久。

有一天,L老师来治疗时,其他老师都在做治疗,只有我闲着。于是,他勉强同意让我给他做治疗。

我想:膝关节扭伤、侧副韧带损伤、急性期。于是我就在他损伤的局部用较轻柔的手法给他做治疗。

没一会,L老师有些不乐意了,轻轻地抖了一下腿,说:"你这劲也太小了吧! 没吃饭? "

我一看L老师不高兴了,赶紧解释道:"您这个病不能使劲揉,也不能天天揉。"

"为什么? "L老师听了我的解释,更是不高兴了。

"您想呀,天天揉,天天摇,膝关节刚长好的韧带一揉一摇又被抻开了,刚长好的地方一用力又伤了。"我慢慢地讲给他听。

"有道理。那你说应该怎么治? "L老师的态度来了个180度大转弯。

"我觉得,您不要天天揉,一个星期治2次,或两星期治3次,足够了。"我说,"您得给韧带留些恢复和生长的时间。"

L老师继续说:"那行,就听你的,你再稍微给我揉一揉就行了。"

后来,L老师每次有伤,就很愿意让我给他治疗。

专业提示

1. 刺激量与手法的性质、治疗部位三者同为推拿取得疗效的关键因素。这在我们的教材中有专门的论述。刺激量不是越大越好,当然也不是越小越好。因此适度是最为关键的。

2. "普同一等,皆如至亲"。作为医生不能因为患者是亲友或是患者的贫富、

贵贱而改变刺激量;也不能因为患者是熟人就多用力、延长治疗时间。作为医生需要具备这种格局。这便是《大医精诚》中讲的"……若有疾厄来求救者,不得问其贵贱贫富,长幼妍媸,怨亲善友,华夷愚智,普同一等,皆如至亲……"

3. 刺激量应手而止。有以下几点可供参考。

(1) 凡推拿治疗,多数患者能够感觉到手法产生的感应是可以覆盖自己症状的。产生此类感觉,无论感觉的强弱、力量的大小,此时的刺激量是合适的。

(2) 通常情况下,若患者感觉疼痛难忍则为刺激量过大,相反,患者丝毫没有感觉则为刺激量过小。

(3) 推拿讲究的是刚柔相济,柔中有刚,刚中有柔。过度强调刚是不对的,过多强调柔也绝非正确。临床中有些手法(如摩腹)、治疗有些病证(如脾胃虚弱)手法当以柔为主;同样有些手法(如点穴)、治疗有些病证(如昏迷不醒)手法当以刚为主。

013 | 推拿中的"黑穴"

什么是"黑穴"? 从事推拿的人都希望更多地掌握"黑穴"。那么如何发现、寻找"黑穴"呢?

"治疗部位"决定着推拿疗效的好、坏、快、慢。

从事针灸、推拿的医生,每个人都会有自己的经验穴。这些穴都是在长期临床实践中摸索、总结出来的,通常起效很快。这些穴在书上没有记载,未公开发表,所以我把这些经验穴称为"黑穴"。

一次在给肩周炎患者做治疗时,准备在他的肩部用推揉手法。我拿着按摩乳的药瓶,拧开瓶盖,将按摩乳的药瓶倒过来,准备挤一些按摩乳在患者的肩部。虽和往常一样,只是轻轻一挤,可没想到里面小的瓶塞脱落了,连同一大团的按摩乳喷涌而出。

借着这些"丰富"的按摩乳,我开始在患者的肩部做手法。准确地说就是在结节间沟的部位做推法捋法以疏通狭窄，用拨法解凝。因为按摩乳足够多，做手法的时间也就比平时长。

手法做完以后，我嘱患者动一动他的肩关节。前屈、后伸、内旋、外旋几个方向的活动范围超出我的想象，而且上述功能的检查是在避免其他部位代偿的条件下进行的，是实打实的恢复。

后来经过反复摸索，我发现肩部有许多点，在治疗肩周炎方面能起到意想不到的效果。再后来我结合解剖、伤科触诊，发现了更多的点。这些点与穴位联合应用，事半功倍。

以此思路做指引，颈椎、腰椎、肩肘、膝踝的许多问题迎刃而解。

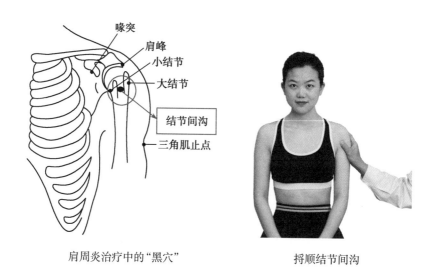

肩周炎治疗中的"黑穴"　　　　　　　　捋顺结节间沟

专业提示

1. "黑穴"的专业术语是"治疗部位的特异性"，也就是说：如果某部位对某个病有特殊疗效，就说明这个部位对这个病有特异性。当然这个部位可以是一个区域，是一个穴位，或者是一个点。

2. "黑穴"的发现是要慢慢摸索的，其使用是对其他穴位、手法、疗法的补充。

3. "黑穴"固然重要，是三个关键因素之一，要与手法（刺激方式）、刺激量相结合，才能发挥其特殊治疗作用。

4. "黑穴"不独,其实大部分现有穴位已经非常好用了,不要只去追求"黑穴"而忽略那些"白穴"。

014 | **女院长的一个字,影响了我的推拿理念**

> 1990 年我给一位女院长做了一次推拿,她说了一个字,影响了我的职业,影响了我的推拿理念,最终被写入了教材。

工作后不久,我的一位朋友打电话给我:"天源呀,我给你找个地方出门诊吧,挣点钱,以后好娶媳妇,别整天老是玩。"

我说:"好呀!"

朋友说:"明天下午两点前,你在广安门桥等我,我带你去一家民营医院,那里住的全是半身不遂的病人。我认识那里的院长,她想找个会针灸推拿的医生,给住院病人扎针按摩。"

走进院长办公室,我看到的是一位满头银发的女院长,气度不凡,十分干练。这位院长也打量着我,好像给我做了个全身 CT。寒暄之后,院长简单了解了我的情况,就说:"你来得正好,我今天落枕了,你能给我揉揉吗?"

我说:"当然可以呀。"于是我给这位院长做了一次推拿治疗。治疗后院长并没有多说什么,只是说:"你把电话留下,等住院病人多些后再给你打电话。"

走出医院时我的朋友问我:"知道什么意思吗?"

"什么意思?她不是落枕了吗?"

"什么落枕了!考你呢!"我的朋友说,"你看着吧,如果她给你打电话,就说明你还行,如果没给你打电话,说明你还差着行事,回去好好练。"

说心里话,当时对朋友的话我只是半信半疑。

当晚九点多,这位院长给我打电话说:"你明天下午来医院,什么都不用带,我这里什么都有。"

当我再次走进院长办公室时,院长满面笑容,茶水都已经准备好了。院长说:"不瞒你说,我请了好多医生,他们也都给我揉过脖子,但他们揉完以后,我的气都聚在这儿。"院长指了指脖子,继续说,"唯独你揉完后,我的气'散'开了。"

女院长的这个"散"字影响我至今。

专业提示

推拿临床治疗原则,共十条,如下:

1. 强则松之:强,指筋强,即肌肉痉挛;松,指松筋、放松、松解、舒筋。损伤可以导致筋强,即肌肉痉挛,因此在治疗时应以松筋、放松、松解、舒筋为治疗原则,选用具有松筋、放松、松解、舒筋作用的手法,如一指禅推法、揉法,以达到缓解肌肉痉挛的目的。

2. 瘀则祛之:瘀,指瘀血;祛,指祛瘀、祛除。瘀血是损伤常见的病理产物,因此在治疗时应以祛瘀为治疗原则,选用具有活血、祛瘀、止痛作用的手法,如推法,以达到瘀血祛、新血生、止疼痛的目的。

3. 塞则通之:塞,指经络闭塞不通;通,指通经、疏通。损伤等原因可导致经络受损、壅塞不通,不通则痛,因此在治疗时应以疏通经络为治疗原则,选用具有疏通经络作用的手法,如点法,以达到通经止痛的目的。

4. 肿则消之:肿,指肿胀;消,指消散、消肿。肿胀是损伤常见的症状,因此在治疗时应以消肿为治疗原则,选用具有消肿作用的手法,如推法,以达到消除肿胀的目的。

5. 寒则温之:寒,指一切受寒、受凉或虚证表现为寒者;温,指温通、温热。多种伤科疾病与受寒受凉,或阳气不足有关,同时寒邪可加重损伤,因此在治疗时应以温通、温热为治疗原则,选用具有温通、温热作用的手法,如擦法,以达到温散寒邪、补虚助阳的目的。

6. 失则调之:失,指阴阳失衡、经络失常、脏腑失和、气血失调;调,指调和、调节。无论是外伤还是内伤,所致阴阳、经络、气血失常,均可导致脏腑功能失调,因此在治疗时应以调和阴阳、调节脏腑、调和气血为治疗原则,选用具有调和、调节作用的手法,如摩腹、分推腹阴阳、十指分推胸胁,以达到调和阴阳、调节经络、调和脏腑、调和气血的目的,使其发挥正常功能。在内妇儿科治疗中还需根据辨证,参考内科治疗原则、腧穴理论进行细化。

7. 凝则动之:凝,指筋凝、筋结;动,指助动,即帮助肢体、关节运动。筋凝相当于西医学的功能受限如肩凝,筋结如"腘如结"。在治疗时应以助动为治疗原则,选用具有助动作用的手法,如摇法、屈伸法,以达到松解筋凝、缓解筋结、恢复功能的目的。

8. 聚则展之:聚,指筋聚、挛急;展,指舒展、伸展。中医所说筋聚、挛急与西医学中的椎间隙变窄、粘连、神经受压引起的肢体功能受限同义。在治疗时应以展筋为治疗原则,选用具有展筋作用的手法,如拔伸法,以达到消除筋聚、增加椎间隙的目的。肌肉牵拉法可拉长肌纤维、伸展经筋、增加关节活动度、放松肌肉。神经牵拉法可解除神经根受压,治疗神经受压引起的功能受限。

9. 乱则复之:乱,指筋乱、骨乱、筋骨乱;复,指整复、复位。损伤可致筋出槽、骨错缝,与西医学的解剖关系紊乱同义。在治疗时应以调理筋骨、整复错位为治疗原则,选用具有整复作用的手法,如扳法,以达到调理筋骨,整复错位的目的。

10. 收则散之:收,指治疗结束;散,指宣散、消散。在治疗结束时应以宣散气血为原则,选用具有宣散气血作用的手法,如搓法、指尖击法,以达到宣散气血、防止气聚于上或气聚于治疗局部的目的。

015 | 从头晕看推拿治疗中的"三因制宜"

以一个治疗中出现不适症的病例说明"三因制宜"在推拿中的指导意义。

病例发生在 1990 年的夏天,那时我工作不到一年。这位肩周炎患者的治疗经历,让我重新学习、重新认识了"三因制宜"。

那天气温很高,患者也很多。一位患者一直等到 11 点多才看上。她是一位肩周炎患者,50 多岁,女性,一看便知体质不是很好。

我给她治疗时,认认真真,专心致志。先揉后点,做完放松活血手法后,开始做帮助肩关节运动的助动手法,摇法助动、内收助动、外展助动。

当我做拔伸时,依旧认认真真,专心治疗,用力拔伸。说得更直白一点,我只关注着治疗,并没有观察患者,做了一会儿,我觉得患者有些不对劲,不出声了,不喊痛了。我再一看患者,她已经脸色发白了。

我赶紧问她:"怎么,不舒服?"

患者有气无力地说:"头晕。"

"那您赶快躺下。"我扶着患者躺下,过了一会患者缓过来了。我问:"怎么头晕了?"

她说:"哎,我这个肩呀,夜里痛,睡不好。起了一个大早,没吃早饭就来了,天又这么热,等了一上午,这都 11 点多了,才看上。你那么认真,我也不好意思打断你的治疗,我就忍着,后来实在忍不住了。"

我嘱咐她:"您下次来治疗时一定要吃早饭。"

过了几天,患者又来了,我问:"今天吃早饭了吗?"

她说:"今天吃了。"

我还是认认真真地治疗,还是没太关注患者的即时感受。过了一会,我发现患者又有点不对劲了,我赶紧让患者躺下,我问:"您不是吃早饭了吗?"

"嗨,我就喝了一碗粥。"

（专业）（提示）

1. 三因制宜:三因制宜即"因人、因时、因地"治疗,是中医治疗的重要思想。患者第一次头晕我们的对话里有 6 个关键点,解读如下:

①"夜里痛,睡不好"说明病之痛;

②"起了一个大早"说明没休息好;

③"没吃早饭就来了"是头晕的原因之一;

④"天又这么热"容易出汗,体力下降;

⑤"等了一上午,这都 11 点多了,才看上"说明患者体力不支;

⑥"你那么认真,我也不好意思打断你的治疗,我就忍着,后来实在忍不住了"说明我在治疗中没有及时查明患者的感受。

以上 6 点虽不能说是三因的全部,但已经在体质、就诊时间、就诊时的状态给予了高度的总结,是很典型的状态。

2. 辨体质:患者之所以两次出现头晕,最根本的原因是患者体质弱,且没有引起我的注意。也就是说我没有根据患者的体质给予适当的刺激量，亦是没有充分认识到"因人（体质）"治疗的重要性。

3. 在推拿治疗中，应随时观察患者的情况，尤其是肩周炎患者。随时观察患者的表情，听取患者对治疗的反馈，这就是"守神"在推拿治疗中的一项重要内容。

016 | 颞下颌关节炎的治疗及衍生的治法

颞下颌关节炎的治疗方法，以及由其衍生的推拿治疗中"引气下行"的治法。

在《按摩推拿学》教材中，头痛的治疗手法里，有这样一个手法——"远端配穴"，我做了这样一段注解：无论哪型头痛，也无论哪个部位头痛，均应配 1~2 个远端穴位……目的在于引气下行，防止气聚于上，出现头晕等症。

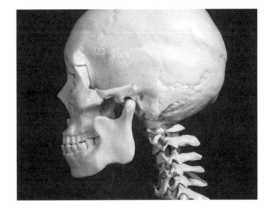

这种"引气下行"的治法来源于一例颞下颌关节炎的治疗。

有一次在给一位颞下颌关节炎的患者做治疗时，其中有一部分治疗手法是：与患者相对而坐，着力于颞下颌关节及上关、下关、太阳等腧穴，做揉、推等手法。

也许是因为治疗部位的原因；也许是因为我专注于治疗，没有和患者做过多的交流；也许是患者过多地关注我的治疗；也许以上三个原因都有。

治疗 10 分钟左右，患者就说头晕、头胀。

我说："您休息一会吧。"

患者休息了片刻,说:"没事的,也不是特别晕,就是有一点儿晕呀、胀呀,也说不清。"

专业提示

1. 病例分析:应该说这位患者的症状不是真正意义上的头晕,而是不适。就是中医所讲的"气聚于上"。

2. 原因分析

(1) 治疗部位的原因。因病位居于颜面,治疗时患者自然容易关注治疗局部,所以容易"气聚于上"。

(2) 因我专注于治疗,没有和患者做过多的交流。也就是说我没有主动去分散患者的注意力,使患者"气聚于上"。

(3) 患者过多地关注我的治疗。因为我们面对面而坐,患者也没有什么可以看的、想的,只能"意守"着治疗部位,因此容易"气聚于上"。

(4) 也许以上三个原因都有。

3. 衍生治法:从那以后,在治疗中我特别注意"引气下行"的治法。尤其是病位在头(如头痛、头晕)、病位在胸胁(如胸闷、心慌、胁胀痛)、病位在腹(如腹胀)时,无论推拿还是针灸,均应注意调气,引气下行。这已经成为我的一个重要治法。

017 | **什么样的疼痛是退变**

退变引起的疼痛有五个特点,您知道吗?

一次给一位 60 来岁的大妈看膝关节骨性关节炎。

我问:"大妈,您的腿都怎么痛呀?"

"我不能坐时间长了。坐时间长了,这腿呀,就抽抽。"

"那站起来能马上迈步走吗?"

"走不了。比方说坐那儿待会,站起来,这腿呀就跟不是我的似的。"

"那睡醒觉，下地走不了吧？"

"对！"大妈说，"要是刚睡醒下了地，必须先慢慢走，待走开了就好了。"

"上下楼费劲？"

"对！对！"看样子说到大妈的心坎里了，"别说上下楼了，就是上个台阶，我都得拽着扶手。"

"夜里睡觉疼，有时能疼醒吧？"

"对！对！对！"

"还能遛弯吗？"

"不能了，连到胡同口买个菜都懒得去，更别说遛弯了。"大妈继续说："要真得去买菜，无论买多少，我都得推个小车去。提不了重东西了。"

"阴天下雨疼得厉害吧？"

"你也这样？"大妈反问我，显然说得太准了。

专业提示

这是一组常见的医患间对话。这组对话真实地反映了关节退变的疼痛特点。

1. 休息痛：即在休息过程中觉得痛。"我不能坐时间长了。坐时间长了，这腿呀，就抽抽。"以及"夜里睡觉能痛醒"，这都是典型的对休息痛的生活化描述。

2. 始动痛：即开始运动时疼痛。"坐那儿待会，站起来，这腿呀就跟不是我的似的。""要是刚睡醒下地，必须先慢慢走，待走开了就好了。"这些都是对于始动痛的经典描述。

3. 负重痛：即在负重时疼痛。"连到胡同口买个菜都懒得去，更别说遛弯了。要真得去买菜，无论买多少，我都得推个小车去。提不了重东西了。"这里既有疼痛影响生活的描述"连买菜都懒得去"，也有不能负重的描述"无论买多少都得推车""提不了重东西了"。

4. 主动运动痛：即膝关节在用力时感觉到疼痛。有些患者会说"上楼时痛"。这位大妈说："别说上下楼了，就是上个台阶，我都得拽着扶手。"

5. 阴天下雨疼痛加重：当我问大妈阴天下雨是不是痛得厉害，连同前面说得都对，以致于大妈反问我："你也这样？"

综上所述，关节退变引起疼痛的特点有五个：休息痛、始动痛、负重痛、主动运动痛、阴天下雨疼痛加重。

"手为模"——一个找寻了20年的词

> "手为模"是宫廷理筋术之要的第一条,是我找寻了20余年的一个词。

作为一名教师,讲授了近30年的按摩推拿学,辅导过无数学生的手法。在教学活动中,经常看到学生的手指翘着,不放松,也就是说前臂的伸肌紧张着,这样就不能全掌贴合于患者的体表。

此时我总是说:"放松、放松,前臂肌肉放松,手指翘着没有任何意义,起不到任何治疗作用。"然后示教给学生,直到学生做对为止。

然而,我总想找一个词,能够很好地概括我的意思,而且这个词要有内涵,要好记。直到2014年3月22日,我终于寻到了这个词。

那天我陪吕师姐、炜文师姐去看我们的师父臧老。

臧老问我的师姐:"想要点什么呀?"

我的师姐向师父提出:"师父给我们写幅字吧。"

臧老欣然同意,当即走到书桌前,笔墨纸砚是现成的,臧老略加思索,写了4句12个字。其中第一句是"手为模"。我立刻被这三个字迷住了。待臧老写完,我赶紧请臧老讲一讲。

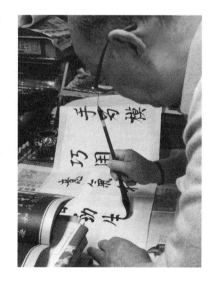

"这是'宫廷理筋术之要'。"臧老说,"'手为模'的含义就是手要像肢体的模子,放在哪个部位,就要像那个部位的模子一样。放在手腕就是手腕的形状,放在肩就是肩关节的形状。"

说着,臧老一只手放在了我的手腕。哇!坚实的手完全贴合在我的手腕部,贴合得是那样的紧,那样的实。

臧老问:"明白了吗?这就是'手为模'!"

"嗯！嗯！嗯！明白了！明白了！"我正在品味"手为模"的含义时，臧老又把手放在了我的肩关节处。哇！又是另一个"模"的感觉，这个模太"合适了"，简直就是为我量身定制的呀！

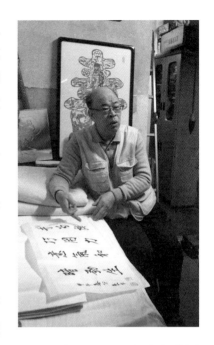

"手为模"不就是 20 多年来我一直想要找的词吗！

2015 年春节前我去给臧老拜年，我向臧老提出："臧老，您也给我写一个'手为模'吧。"

"那不简单吗！"说着，臧老走到书桌前，"现在就给你写。"

我高高兴兴地拿着臧老的墨宝，直奔书画装裱处，请装裱师装裱，然后珍藏于我的书柜之中。每当在办公室讲到此意或谈及此事，我就会拿出臧老的墨宝，与大家共同欣赏，回味其中的深意。

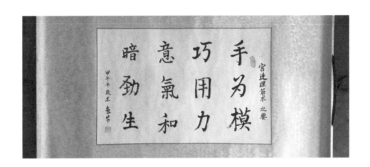

专业提示

1. "手为模"的实质是松。医生要松，只有医生精神上松了，形体才能松，才能为模。松的最终作用是使患者放松。臧老总说：你有多放松，患者才能有多放松。手为模需要认真揣摩、练习。只有认真揣摩才能明白"手为模"的真谛，进而才能悟出"宫廷理筋术之要"。

2. "巧用力"说明宫廷理筋术强调的是用力技巧。2000 年时我曾经请教臧老对"用力与练功"的看法。臧老讲："手法可以分为技巧派和功力派。南方比较强调练功，北方的手法强调技巧。"我想这就是"巧用力"的一解吧。

3. "意气和"说的是"意"与"气"的融合。臧老说"和"念"huó"而不念"hé"。之所以念"huó"就是要将意与气混合，使其不能分开。我认为这是"机触于外，巧生于内，手随心转，法从手出"的精练版。

4. "暗劲生"太好理解了。多说一句吧，"劲儿"要有，但不是乱用的。1992年我去拜访李永昌老师时，李老师讲：一个方向的力叫力，两个方向的力也可以勉强叫力，多个方向的力就不叫力了，叫"劲儿"。我想这一解释对于真正的推拿医生来说，太好理解了。

019 | 松而不懈，紧而不僵

> "松而不懈，紧而不僵"来源于大成拳，对按摩推拿手法与治疗有重要指导意义。

1993年我在外讲手法，在讲到手法的基本要求时讲到"柔和"，提到了"轻而不浮，重而不滞"。

课间休息时，一位长者走到讲台前，很客气地说："于老师，我们改天聊聊吧。"

我想老先生一定对我讲课的内容有些建议或意见，于是便答应了。

下课后，老先生再次来到讲台前，说："于老师，您今天要是没事，一会儿到我家里坐会儿，聊聊天，聊聊手法。"

一听说聊手法，我想老先生不是同行就是高度爱好者。我说："好呀！"

老先生的眼睛炯炯发光："我家就住在附近，走路也就5分钟。"

应老先生的邀请，我推着自行车，跟着老先生到了他家。他家就在北京鼓楼的一个胡同里，屋子并不大，一进屋便看到墙上挂着刀、剑，很显眼的位置还摆放着习武之人的"大枪"。一看便知房屋的主人是习武之人。

我说:"您练武?"

"是呀,我早年在少林寺学习过拳,现在教武术。"

"那您现在教什么拳?"我问。

"原来什么都教,现在只教大成拳。"

原来老先生是位武师。聊天过程中,他表达了很喜欢推拿、正骨,平时也给那些练武受伤的人按摩、治疗。我问:"从您的角度看,如何能把手法做得更好?"

"今天您讲'轻而不浮,重而不滞',我觉得特别好!"武师说,"我们练武的人讲,'松而不懈,紧而不僵'。"

我虽不懂大成拳的拳理,但一听这口诀,就明白了。我说:"这词太好了,这个词会进入我的课堂。"

从那以后,我就把"松而不懈,紧而不僵"连同"轻而不浮,重而不滞"一起讲。有时还把这句话的来历讲给学生听。

再后来,我把推拿手法总论里分出了一节"形体要求"。形体要求有两条,即体松、体正。把"松而不懈,紧而不僵"移到了"体松"里讲。

专业提示

1. "松而不懈,紧而不僵"的出处。口诀出于王芗斋的大成拳。"松而不懈"指站桩时全身放松,但不能松到懈的程度。"紧而不僵"指站桩的用意是争,是争张挺拔,而不是僵,不是一点儿灵活劲也没有。故王芗斋说:"松即是紧,紧就是松,松松紧紧勿过正。"

2. 《按摩推拿学》教材中手法形体要求的论述

(1) 体松,即身体放松。要做到身体放松,首先要精神放松;其次是颈肩部放松,以保证沉肩;肩部放松,以保证肘关节自然下垂;肘及上臂放松,以保证肘及腕关节能自由屈伸;松髋、屈膝、两足抓地以保证下肢的稳定与放松。放松并不等于注意力不集中,肢体懈怠,而是要"松而不懈,紧而不僵"。

(2) 体正,即身体正直。在手法操作过程中,身体要保持正直,即头正、颈直、含胸、拔背、塌腰、敛臀以保证脊柱正直,脊柱无屈伸、侧屈和旋转。

020 | 为什么患者说他揉得糊里糊涂

从患者用的一个词,看如何能把手法做得"清清楚楚"。

在临床治疗中,我经常让学生与患者多交流,问患者的感受,了解、比较与老师手法的区别以提高手法质量,进而提高治疗效果。

有些学生照着做了,手法提高得就快。有些患者很热情,主动告知治疗时自己的感受,帮助学生提高手法质量。当然有些学生比较"害羞",有些患者也很"含蓄"。

一次,一位进修生问一位患者:"您觉得我和于老师揉得有什么区别?"

这位患者也没客气,对这位进修生说:"你吧,揉得糊里糊涂的。"

进修生也有些不解,问:"怎么才算揉得清清楚楚呢?"

患者说:"于大夫揉哪儿就是哪儿。你吧,你揉的是哪儿? 不知道。"

专业提示

1. 作用层次:慢慢地,我认识到,在以往的教学中,没有把"如何揉得清清楚楚"提高到理论层面。后来,在课堂上,在讲每一个手法时,我都加一条,就是"作用层次"。再后来,在《按摩推拿学》教材里,在手法部分,正式加上了"作用层次"。比如:拿法的作用层次在肌肉,摩法的作用层次在胃肠,擦法的作用层次从浅至深。

2. 臧老如是说:第五批全国老中医药专家学术经验继承工作指导老师、首都国医名师、中国大成推拿学会会长、我的师父臧福科教授讲"哪道筋僵揉哪道""入肉三分"。我的体会是:

(1)"哪道筋僵"说的是"摸",是《医宗金鉴》正骨八法(摸、接、端、提、按、摩、推、拿)之第一法,是老一代医家的真功夫。摸不清"哪道筋僵"就无法揉,更不要说能揉到"僵的筋"了,其结果就是"糊里糊涂"。

(2)"入肉三分"中的"入肉"仍然说的是"层次"和"部位",不能准确地"入肉"就不可能清清楚楚,其结果还是"糊里糊涂"。

021 | 治疗部位未暴露,结果……

治疗部位充分暴露是诊断的需要,也是治疗的需要。

二十年前,我的工作经验较少,上演过这样一出儿。

一位腰部软组织劳损的患者前来就诊。我给他做了手法治疗。治疗后,为提高疗效,我又给他拔了火罐。

疗效自然是好上加好。患者满意地走了。

隔了一天,患者又来治疗。

我问他:"上次治疗后,感觉怎样?"

"感觉可好了。"

"那今天……"

"今天继续呗!"患者笑着说。

于是开始了第二次治疗。治疗中,我发现在其腰部新出现了一个痛点,这个痛点初诊时肯定没有。我一揉他就躲,我一碰他就紧张。

找到了一个新的痛点。这分明就是"阿是穴"呀。咋办?揉呗!

于是,我按住这个阿是穴,开始点揉。

也就揉了几秒钟,这个患者趴在那儿,抬起头,带着一些祈求加不好意思的语调说:"大夫,您别揉那儿了!"

我一听,马上停了下来。问:"怎么了?"

患者把头侧向我,歪着头说:"上次您揉得挺好,还给我拔了罐。回去跟我老婆一说,她说她也会拔罐,于是非要给我拔个罐。"

"那不是挺好的吗?"

"好什么呀!"患者有些不好意思,笑着说,"她给我烫了个大疱。"

我一听,赶紧撩开患者的衣服看个究竟。

原来那个"阿是穴"是个大水疱。

专业提示

1. 治疗部位应充分暴露:课堂上我经常讲到这个案例。向学生强调充分暴露的原因为:

（1）发现不易察觉的问题；

（2）了解治疗区域的情况；

（3）方便手法操作；

（4）防止损伤患者的皮肤，同时保护医生的着力部位。

2. 防止漏诊、误诊：两三年前一位患者在治疗后提出：大夫我胸部有一块儿今天特别痛，能不能给我揉一下或扎两针。我看了一下她说的部位，有两个小红疱。我初步判断是带状疱疹，于是建议她去皮肤科就诊，果然确诊为"带状疱疹"。因此一定要观察治疗部位，仔细检查，防止漏诊、误诊。

3. 在《按摩推拿学》教材中，关于手法的禁忌证，是这样表述的：需要治疗的部位皮肤有异常的患者，如局部有过敏、痈、疖、瘢等。

022 | 有一种痛因骨质疏松引起

踝关节软组织损伤不重视功能锻炼，会导致半年后仍然疼痛。

近年来多次诊治一些踝关节扭伤的患者，没有骨折，但经过半年了还是痛。其中不乏半年后坐着轮椅来就诊的。这是为什么呢？

故事一

一次，一个女孩，坐着轮椅，举着伤脚，被推入诊室。女孩说：脚扭了，都半年多了还是痛。

"当时骨折了吗？"

"没有？"

"那怎么坐轮椅了？"

"开始养着，养着养着，就不敢下地了，越来越痛，越来越不敢走。"

我仔细对比受伤前后的 X 线片，仔细检查患者的踝关节，除了在 X 线片上发现骨质疏松外，真的没发现什么大问题。然而患者就是痛。什么原因？

故事二

另一个女孩,同样坐着轮椅来看病,也是踝关节扭伤。所不同的是,她的距骨有个小骨折,做了手术,打了钢针。但半年多了还是痛,越来越不敢下地。骨质疏松得非常明显。半年内先后做了10次磁共振。

我看她的片子时,无意说了一句:"你这么一个小骨折,不用手术吧。"那女孩哇的一声就哭了。我赶紧安慰她,手术是为了让你好得更快。

可那个女孩说:"半年了,我越来越不敢走路,越来越痛。"

(专)(业)(提)(示)

肢体、关节等部位损伤后因固定,运动减少,会导致肌肉萎缩、骨质疏松。

以上两个案例,虽病情轻重不一,但有一个共同的主诉就是"越来越不敢走路,越来越痛",其根本原因就是骨质疏松。

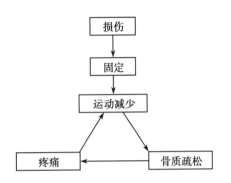

其产生的原因较为复杂,但主要是运动减少。

治疗:

1. 心理治疗:克服心理恐惧。

2. 功能锻炼:坚持"动静结合"原则,固定后就要开始功能锻炼。解除固定后要全面进行功能锻炼。出现骨质疏松后,要遵守"循序渐进"的原则,即运动量从少到多,运动强度从弱到强,运动时间从短到长,从不负重到负重。

3. 药物外用:中药熏洗是非常好的治疗方法,也可使用一些喷涂药物。

第三篇

听故事　学手法

023 | "伤科第一法"——摸法

作为医生首要的任务是诊断。摸法是诊断性手法。

摸法是诊断性手法,是医生用手触摸损伤部位及相关部位,以明确诊断的方法。

在古代,没有影像检查,医生在诊断伤科疾病时全凭手法触摸。如果医生触摸清楚了、对于损伤的部位和性质诊断明确了,也就是达到了"手摸心会"的境界,即可正确治疗;否则无从下手。因此,摸法的重要性远远大于各种治疗手法。这也是摸法始终被称为"伤科第一法"的原因。

在骨科进修时,李祖谟主任反复告诫我们:"我不反对你们这些年轻的医生拍片明确诊断,但在放射申请单上一定要写清你摸出了哪个部位的损伤、什么样的移位、你的初步诊断和分型是什么,待影像检查结果出来后做对比,看哪里摸对了,哪里摸错了,这样才能不断提高你们摸法的水平。"

几年前曾参加一次医疗服务。一位患者来到我的诊室就诊,主诉是颈痛和臂痛。我先给这位患者检查,当我的手触摸到他的左肘关节时,我立刻感觉到他的肘关节与常人的不太一样,我停了一下,他看了我一眼,我也看了他一眼。

他问我:"怎么,有什么问题吗?"

我说:"您的肘关节好像有些问题。"

"你能摸出来?"

"是,能感觉到您这里有些小问题,是不是伤过?"

患者说:"你说说这是什么问题。"

于是我给他说了我的初步印象,伤的情况和今后可能出现的问题。患者不停地点头。

事后,组织这次医疗服务的单位领导反馈给我,说:"你给看的那位患者,对咱们的医生赞不绝口,说:'我什么都没说,医生隔着衣服,就那么轻轻地一

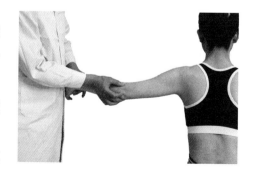

肘直线的触摸

摸,就摸出了我原来的伤,真厉害!'"

其实每个骨伤医生、推拿医生都有这样的"绝活"。在大部分情况下,均能通过切诊(触诊、摸法)对伤情判断到八九不离十,或通过望诊看出大体的伤情。

专业提示

1. 摸法的内容:在触摸过程中,重点摸压痛、畸形,摸肤温、异常活动、弹性固定、肿块。

2. 常用手法

(1) 直接触摸:在损伤的局部直接触摸,对于诊断局部损伤具有重要意义,正所谓"手摸心会"。

(2) 两手挤压法:两手在患处从上下、前后、左右方向进行挤压的方法。本法有助于鉴别骨折与脱位。

(3) 叩击法:在肢体的远端沿肢体纵轴方向进行叩击,用于诊断有无骨折。如叩击足跟以明确下肢是否有骨折,叩击头顶以检查脊柱是否有骨折、颈部神经根是否受压。

(4) 旋转法:一手扶(或托或握)损伤的局部,另一手握肢体的远端做轻度旋转。如在检查半月板损伤时所做的回旋挤压试验。

(5) 屈伸法:用手握住损伤处邻近的关节做屈伸运动,用以诊断关节的活动度和损伤情况。

(6) 摇摆法:一手托住患处,另一手握肢体远端,使肢体做内外翻的运动。本法多用于检查关节侧副韧带损伤。患者仰卧,患膝伸直,检查者一手固定膝部,另一手握住小腿的远端做内收或外展,如膝关节侧方间隙里有固定疼痛,则表示半月板中部可能有损伤。

3. 几句心里话

(1) 摸法需要反复练习、不断积累、细心揣摩、认真总结。即使在影像诊断十分普及的今天,摸法仍有重要临床意义,仍然称得上是"伤科第一法"。

(2) 摸法要与临床问诊、望诊、闻诊及目前的影像检查所得综合分析后做出诊断。

(3) 在强调摸法重要性的同时,也必须认识到,影像诊断是摸法的延伸,是关键的医学文档,对临床诊断和治疗有重要的意义,是临床诊断中不可缺少的。

论摸法在诊治中的重要性。

几年前我执行了一次极特殊的医疗任务。患者不能讲清自己的病情,陪同人员也不能将病情说明。

患者因臀部剧烈疼痛急需治疗。在检查的过程中,我发现患者的右侧臀部疼痛、压痛明显,但并无大碍,充其量是个"臀肌筋膜炎"。

然而在检查时我还发现患者的右侧胸腰段肌肉紧张痉挛。

可是患者并未说右侧胸腰段疼痛,也并未提出治疗胸腰段的要求。

怎么办?治哪儿?治疗的重点如何分配?是我判断错误,还是患者臀痛掩盖了胸腰段的疼痛?

陪同人员问我治疗几次可以好。我想了想,虽然认为3次就可以好,但我说:"最多需要5次。"

结合20年的工作经验,我决定将70%的精力放在臀部,将30%的精力放在胸腰段。治疗中重点用了掌指拨法。

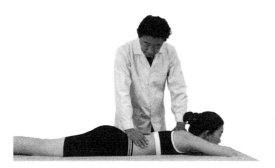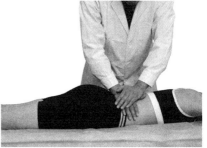

掌指拨法

治疗结果不出我预料。患者第4次来诊时说臀部已经不痛了,背痛也比以前明显缓解了。这充分说明在治疗开始时通过触摸掌握的临床信息是准确的。同样我对治疗精力的分配也是正确的。

第4次治疗时我将胸腰段和臀部的治疗作为同等重要,投入了相同的精力,且一直将胸腰段的肌肉彻底放松。

治疗后我期待着第 5 次患者来诊时对治疗效果的描述。

会明显缓解吗?

终于盼到了第 5 次患者来诊的时刻。患者再次高兴地表示背痛明显缓解了。

专业提示

1. 摸法在"伤科八法"中名列第一,为"伤科第一法"。这一地位不论医学如何进步,都不可能撼动。

2. 伤科八法在《医宗金鉴·伤科心法要旨》中描述为摸、接、端、提、按、摩、推、拿。

3. 摸法的应用特点是"边触摸、边诊断、边治疗,再触摸、再诊断、再治疗……"

025 头部保健和治疗双料手法——"扫散法"的轻与重

手法的提高,有时需要同行间的交流、碰撞。以包容的心来对待同行至关重要。

"扫散法"是具有保健和治疗双重作用的手法。这个手法在教材中遵循了传统的做法与描述,采用轻刺激的方式施用手法。我一直是这样教的,也一直是这样用的。

直到 2010 年,我这个观点开始"松动了"。

有一天,我在办公室门口,遇见了以前教过的一位成人教育班的学员。

他先叫我:"于老师,您好!"

我一看,虽叫不上来他的名字,但认识,一定是我教过的学员。只不过是什么时候教的、哪个班的我已经记不清了。

我说:"你好,你来有事?"

他说:"我姓×,十几年前您教过我。"

"是吗? 真对不起,我记不住你叫什么名字了。"

"我叫 CE。"

"噢,是吗,来我办公室坐会儿吧。"

CE 也没客气,就进了我办公室。简单地聊了会儿,我得知,他以前听过我的课,毕业后就自己在外打拼,出门诊、做手法治疗。目前到学校进一步深入学习。

CE 说:"于老师,最近这段时间,每周四下午我都来学校,只要您没事,我就来办公室给您做一次保健按摩,学生给您汇报一下我这几年的成绩,您也再给我一些指点。"

听了以后,我很高兴,立刻说:"好呀!"

"那今天先给您做一次吧!"CE 说。

于是 CE 开始给我做手法。背腰部手法,一气呵成,舒展流畅,力量适度,速度均匀,部位准确,手法灵活。

最后 CE 给我做头部手法,当做到"扫散法"时,我感觉到他的力量很大,头皮有明显的痛感,我有些受不了,但碍于面子没说,坚持着。同时我也在想:他这样做一定有这样做的道理;我接受不了强刺激,并不等于别人也接受不了这样的强刺激;忍着吧,看到底有什么样的作用。

说心里话,我盼望着他尽快结束这个手法。可他做了好长时间。我轻声问:"平时你给别人做,也用这么大的力吗?"

"对呀,有时比这力量还大呢。"

"那,病人受得了吗?"这话等于暗示他,我觉得有些重、有些受不了。

可他似乎没有明白我的意思,继续着他的手法。而我尽量放松,不让他察觉到我有些受不了、尽量不妨碍他的手法发挥。

手法结束后,我觉得头皮发热,但整体感觉很好。用一个比较流行俏皮的说法是"痛快,即痛并快乐着"。

我跟他说:"我觉得扫散法有些重。"

他说:"您是不是觉得头皮热乎乎的?"

我说:"是呀!"

除了热以外,头皮不碰还好,若碰则有些痛感。到底有多痛呢? 第二天早上洗头时,我还不太敢碰我的头皮呢。

1. 手法提示

（1）操作提示：医生手指屈曲置于患者头部两侧，做前后方向的快速滑动。

（2）要领提示：力量宜轻不宜重。这也就是"扫"的含义，这是我的认识。但故事的主角用的力量很大，虽然我感觉到有些痛，但效果很好。因此请大家根据具体情况，区别使用。

（3）作用提示：调理少阳之气。

（4）应用提示：治疗失眠、偏头痛、眩晕，也是常用的保健手法。

（5）作用层次：皮下。

2．态度提示：这里我必须说一点，他的强刺激，让我从另外一个角度体会、理解了这个手法。后来上课再讲到这个手法时，我会讲到这个例子，提示学生应该以包容的心态去面对与自己风格不一致的手法和同行。

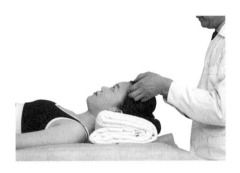

扫散法

026 | 摩腹挑战便秘

摩腹挑战便秘！让在场的人惊到了。

2017年4月18日我在北京电视台生活频道《生活面对面》栏目做了一期节目，节目的名称为《长寿养生揉腹法》（链接为 http://m.iqiyi.com/v_19rraw776k.html#vfrm=2-3-0-1）。

节目准备期间，编导与我联系沟通，问我摩腹治疗什么症状最好。那无疑是便秘。

节目录制前，栏目组通过网络，向社会征集有"便秘"症状的热心观众。《生活面对面》栏目对这些热心观众有一个亲热的称呼："面团儿"。

录制当天，来了5位"面团儿"，其中4位受尽便秘折磨。有带着一盒药前来参加节目的，也有带着各式各样工具来参加节目的。

开始录制，主持人王倩对我说："于教授，今天对您可是一个不小的挑战。有没有把握让他们一会都能'大'了。"

我说："那可不一定，让他们的肚子里'咕咕噜噜'的应该没有问题。"

我先给端着一盒药的女士做了摩腹，边做边讲，做了也就5分钟吧。然后给第二位"面团儿"做手法。可是刚做了一会儿，第一位做完摩腹的"面团儿"就跟导演说："导演先等一会，我得去上个厕所，我肚子里有感觉了。"

录制不得不停了下来，导演让他的同事"跟踪拍摄"，我们继续拍摄。待这位"面团儿"回到现场，她向大家宣布：成功地"大"了。

节目录制后我问编导：那位"面团儿"去解决"大"的问题，是真的吗？

编导说："是真的！真不是我们安排的。"

摩腹治便秘的要点有哪些呢，请看专业提示。

专业提示

1. 六腑以通为用。《素问·五脏别论》中论述六腑的共同生理特点是"传化物而不藏"，即六腑的作用在"传"而不在"藏"，即通常所说的"六腑以通为用"，因此面对六腑不通、腹部气滞、腹胀便秘患者，无论虚实，均应以通腹为原则，摩腹为先锋。

2. 顺时针摩腹是关键。如果将腹部看作表盘，胃肠的蠕动方向大体上是顺时针的。因此顺时针摩腹才可起到通腹作用。

3. 关于摩腹的补泻。有云"轻摩为补，重摩为泻，急摩为泻，缓摩为补"，亦云

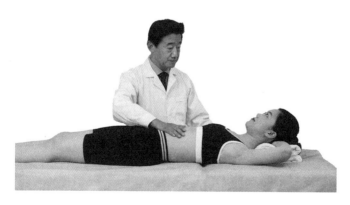

摩腹法

"以中和之意调之"。但我个人认为,通腹无需考虑补泻,而应把握"该通则通,该止则止"的治疗原则。这样可以求得"速效",亦符合"小大不利治其标"的原则。

几点体会:

(1) 通腹未必是泻法:因为有些便秘为虚证,如气虚便秘。因此通腹未必全是泻法。

(2) 摩腹可以用于保健,对便秘有防治作用。

(3) 便秘虽为一个症状,可由多种原因导致。摩腹有一定治疗作用,需坚持。必要时还需综合治疗。

027 | 可视的"通经"手法

背部推法三大作用是什么? 如何做? 怎么做? 做哪儿?

中医"疏通经络"的理论与治法很多。就连功夫片里也经常听到"打通血脉""打通穴道"的说法。您见过吗?

学习时 Z 老师的推法让"疏通"可视化了。那是一位腰椎间盘突出症患者,治疗时 Z 老师让我先做背部推法。我按 Z 老师的要求做,Z 老师还在一边告诉我推的要领。待我推完,他让我站在旁边,看着他点穴。

点穴时患者就说:"腰和腿都通了。"

我问:"怎么通了? 有什么感觉?"

患者说:"Z 大夫在给我点后脚跟时,我的腰上就有感觉了。"

"什么感觉?"

他说:"你把手放在我的腰上,你能感觉到我的腰在跳。"

我把手掌轻轻地放在患者的腰上,请 Z 老师继续点穴。虽然幅度不是很大,但的确能够感觉到患者的腰部肌肉有跳动感。

工作后,我一直将"背部推法"作为治疗腰痛的第一个手法。而且在一些病人身上也做出过相应的感觉,即在点昆仑附近时(位置不固定,但肯定不是昆仑),

患者腰会动。有时我会问："是你自己要动吗？"

病人都会说："哪儿是我动呀！我没动呀！"

"那你有什么特殊的感觉吗？"

"我就觉得腰特别轻松。"

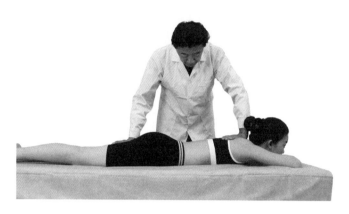

背部推法

专业提示

通常我在治疗开始时做背部的掌推法。结合我的临床体会，有以下三种治疗目的需要做推法：疏通经络、降气、安神。

患者取俯卧位。医生站于侧方，用掌推法从上向下依次推督脉、所站对侧的夹脊和足太阳膀胱经，以及所站侧的夹脊和足太阳膀胱经。推督脉从大椎到长强，推夹脊从胸1到尾椎水平，足太阳膀胱经从大杼、附分推至昆仑。每条经推3~5遍，手指在前掌根在后，轻而不浮，重而不滞。

028 从捏脊看推拿医生的角色定位

本篇故事分享两项内容：捏脊时如何哄小孩和医生的三项任务。

小儿推拿很有效，但我有些怵头。原因就是怕小儿哭闹。尽管这样，还是努力哄着小孩,边做手法治疗,边给他们讲小马过河、龟兔赛跑、小猴子和鳄鱼的故事。

以捏脊为例,要先做好多铺垫。有时我逗小孩:"你知道你为什么这么瘦吗?"

小孩天真地看着我,用悦耳的童声说:"为什么?"或说"不知道!"

我说:"你后背上有一个小虫,你吃的所有好吃的都被那个小虫吃了,所以你才这么瘦。一会我给你把这个小虫捏出来,怎么样?"

有些小孩很高兴地答应着:"好!"

等到捏脊时,有的小孩还问:"叔叔,小虫出来了吗?"

如果后背还没有被捏红,还没达到应有的刺激量,我就说:"你别动啊,刚出来一个小脑袋。"

因为从下向上捏,所以有时还要说:"你看这个小虫还往上跑呢。"

小孩问:"现在呢,出来了吗?"

"刚出来了一个翅膀,还有一个没出来呢。"

等我"捏三提一"时,我还要说:"你看这个小虫还在后面蹦呢。"

有一次等我完成"捏脊"操作后,小孩急着要看我捏出来的小虫,一翻就坐了起来,掰开我的手,说:"我看看这个小虫。"

我赶紧说:"你看,你一动,小虫飞走了。"在小孩张望,四处找小虫时,我说,"下次,下次我一定把那个小虫给你抓住。"

到了又要来做治疗时,小孩跟他妈妈说:"走,咱们让叔叔给我抓小虫去。"进了诊室,小孩就说:"叔叔,今天你一定要把那个小虫给我抓住。"

专业提示

1. 关于医生角色定位的思考:开始学医时总觉得只要学好医,就能看好病。当了医生后,才慢慢发现我们所掌握的医疗知识能解决的问题并不多,医生能解决的问题也是有限的。

美国医生特鲁多的墓在纽约东北部的撒拉纳克湖畔,他的墓上刻着"To cure sometimes,To relieve often,To comfort always."(有时是治愈;常常是帮助;总是去安慰。)这句话告诉我们医生如何定位自己,以及做好医生的三个任务:给患者治好病;给患者所需要的帮助;给患者做好心理疏导。

2. 捏脊的操作

(1) 三指捏法:两手腕关节略背伸,拇指横抵于皮肤,食中两指置于拇指前方的皮肤处,以三指捏拿肌肤,两手边捏边交替前进。

(2) 二指捏法:两手腕关节略尺偏,食指中节桡侧横抵于皮肤,拇指置于食指前方的皮肤处,以拇指、食指捏拿皮肤,边捏边交替前进。

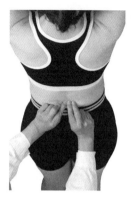 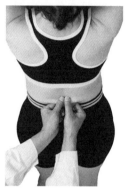

三指捏法　　　　　　　　　二指捏法

3. 动作要领

(1) 应沿直线捏,不要歪斜。

(2) 捏拿肌肤松紧要适宜。

(3) 捏脊方向为自下而上,从臀裂至颈部大椎穴。

(4) 一般捏 3~5 遍,以皮肤微微发红为度。

(5) 捏三提一:在捏最后一遍时,常常捏三下,向上提一次,称为"捏三提一",目的在于加大刺激量。

4. 作用与应用

(1) 功能:调节脏腑功能,特别是胃肠功能。对失眠有一定效果。

(2) 部位:督脉、膀胱经。

(3) 对象:儿童、成人。

5. 注意事项

(1) 捏拿肌肤松紧要适宜。

(2) 应避免肌肤从手指间滑脱。

（3）应沿直线捏，不要歪斜。

029 | 梳头栉发维持睡眠

手法治疗严重失眠、头痛、眩晕、紧张焦虑效果非常好！

曾受一位朋友委托，到他朋友的家里，为他的朋友做治疗。那是一个早上。

这位患者因为严重失眠，备受煎熬。我和朋友一起去了他家。

他说："我没有更高的要求，我就想睡 4 小时，哪怕就今天一天，明天你都不用管。因为我傍晚有项特殊的工作要做。"

"我试试看。一般来说，睡着没问题，但能睡多久，我可不敢保证。"我说。

"如果我睡着了，您累了，您就在客厅休息。你们在这里想干什么干什么，甭客气。"朋友停了一下，又说："就是别吵我睡觉。"

"那如果你睡着了，我还要继续治疗吗？"

"治不治您来定，但尽量让我多睡一会，睡得很深，能解乏。"

"我看情况，我会尽力的。"

他问我："那怎么治疗呢？"

我让他找来了凳子，放在床边，让他躺下。然后开始给他做头部按摩。我心想，今天的治疗有难度，从来没接触过这位患者，也不知他的具体情况。但凭借以往的经验，不奢望在做第一、二个手法时他就能入睡，但希望在做第三个手法时他能入睡。

治疗开始，第一个手法"轻抹前额"、第二个手法"分推前额"做完后，和我预料的一样，对他几乎没有入静的效果。他时而眼睛睁一下，时而做些小动作。我调整了一下自己的心境，延长了第二个手法的时间。做至 30 分钟时，转用第三个手法"点按头顶"。这一手法做了不到 5 分钟，患者就逐渐进入了入静状态。人放松了下来，小动作没有了，眼睛不再睁开，透过眼睑可以看到眼球也不动了。

我原本计划给他做 40 分钟治疗。经过现场分析，预测 40 分钟达不到他想睡4小时的要求。我想"效不更方",一定要保持已有的效果。

在治疗进行到45分钟左右时,他开始睡着了,但睡得不深、不沉。我只要试图将手法停下、结束治疗时,他就开始有小动作。我继续着"点按头顶",想让他睡得更深一些。在手法进行到50分钟时,我启用第四个手法"梳头栉发"。这手法一实施,立刻就听到了呼噜声。做了10分钟,我想停下,结束治疗,让他静静地睡。

但我刚一放慢速度,呼噜声就小了,于是我开始使用梳头栉发的各种技巧:从前向后,淡入淡出,放慢速度……这些技巧一用上,效果就显现了,不仅换来了更大的呼噜声,而且他的头歪向了一侧。

由于他的头歪向一侧,我只能做一侧的梳头栉发,而另一侧就没办法做了。

只能"随行就市"了,能做的一边按标准做,而另一边只能做"简约版"的梳头栉发了,也就是能做多少就做多少。虽然如此,并没有影响安眠的效果。

手法进行到70分钟时,我终于下决心停下治疗,因为他睡得很深了。我从他的卧室出来,我的朋友还在客厅里等着。当我俩眼神相对时,他的两个拇指向我竖起。

到中午时,我和朋友悄悄地走了。

晚上电话打来,朋友的朋友睡到下午3点多才醒,不算治疗期间,他一共睡了6.5小时左右。

关于手法治疗失眠的案例有许多。就先介绍这一例吧。

专业提示

1. 操作:两手十指屈曲,在头部两侧,从前至后做梳头动作。

2. 动作要领:从前至后,做轻快的梳理动作。

3. 作用:镇静安神。

4. 应用:失眠、头痛、眩晕。也是保健常用手法。

5. 作用层次:头皮及头皮下。

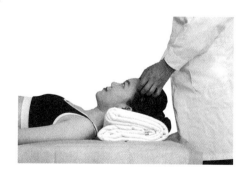

梳头栉发

030 | 下肢推法与"散"

> 一次特殊的治疗经历引申出来"下肢推法"的妙用。

20 世纪 90 年代初,我在一家健身中心做过两个月的运动按摩师。来这里的大多是在运动后做放松性治疗的。

一天,一位壮汉来治疗。我一看,吓了一跳。为什么?胖呗。有多胖?他趴在床上时,腰腹的肉将床面基本上盖住,以致他的两个胳膊放不到床上。

不仅如此,他的要求还有些特殊。什么要求?要求是做 1 小时的下肢放松,而且只做下肢后侧。为什么说要求有些特殊呢?因为一般人做全身放松,身体和头部都做,身体后面和前面都做。显然他的要求有些特殊。

我快速地梳理了一下他的要求:时间是 1 小时,部位是双下肢后侧,目的是放松。

自然每侧下肢平均分配的时间是 30 分钟。

我如果没记错的话,那天我先做的左侧下肢。30 分钟结束了左侧治疗,换到右侧做治疗。做右侧时,一个念头在我脑中一闪:"如果继续这样治疗 30 分钟,当治疗结束时,患者两个下肢的感觉会一样吗?患者会满意吗?"

略加思考,答案当然是:两个下肢的感觉不会一样,因为 1 小时结束治疗时,左侧放松感觉为"过去完成时",而右侧放松感觉为"现在完成时"。两侧时态不一样,所以感觉不一样,所以患者肯定不满意。

那么怎么办呢?又不可能治一会儿左边,再治一会儿右边。那么胖,两手同时放松力量可能不够,而且,左侧已经做完治疗了。

我边治疗,边快速想着对策。经过一番思考,我决定右侧只做 25 分钟。留 5 分钟做两侧调整性的手法,要确保在治疗结束时两边感觉一致。

剩下的问题就是选择什么手法、如何做才能保证两边感觉一致了。

我最终选择了"掌推下肢",即两掌分别放于两下肢跟腱处,从跟腱处沿膀胱经向上推至承扶穴处,然后从少阳经回至足跟处,如此重复操作了 5 分钟。

治疗结束后,患者起来说:太棒了!

1. 推法：依着力部位的不同可分为：掌推法、指推法、肘推法、拇指分推法、十指分推法、鱼际分推法、前臂推法。依推的方向不同可分为：直推法、旋推法、分推法、合推法。

2. 下肢推法：两掌分别放于两下肢跟腱处，从跟腱处沿膀胱经向上推至承扶穴处，然后从少阳经回至足跟处，如此重复操作。

3. 下肢推法的作用：宣散、调气。本法既有促使气血回流的作用，又有调理下肢气血的作用。下肢推法"宣散"的作用最佳。

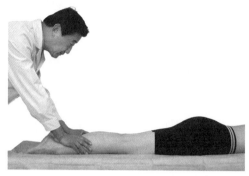

下肢推法

031 | 拍法治疗脊髓型颈椎病

拍法是一种很不起眼的手法，一直被认为是放松的手法，却可治疗脊髓型颈椎病。

毕业实习时跟中日友好医院按摩科的祁凤鸣老师学习过。祁老师教了我一个手法，名曰"大震法"。祁老师说这是"先天八卦按摩"中的一个手法。

"大震法"用的是拍法（但与一般的拍法有很大区别，请见专业提示），给人的感受是"震"动，因震动可"上至头，下达足"，所以称为"大震法"。

我跟着祁老师治疗一个脊髓型颈椎病的患者。那个患者是位女士，前来就诊时走路无力，以致得扶着墙走。祁老师教我如何做大震法，我跟着学、模仿着做。经过一段时间的治疗，这个患者可以正常走路了（当然同时也做了颈部常规按摩推拿手法）。

1. 操作:五指并拢且微屈,以前臂带动腕关节自由屈伸,指先落,腕后落,腕先抬,指后抬,虚掌拍打患者的腰骶部。

2. 动作要领

(1) 腰部发力,带动肩臂,肘腕放松,虚掌拍打。

(2) 肘、腕关节要自由屈伸。

(3) 双手交替拍打,亦可单手拍打。

3. 作用与应用:有振击脏腑、行气、活血、温经、止痛的作用。本法用于腰骶部。祁老师用于治疗颈椎病时,要求拍 1 000 次。我还将此法用于背部治疗咳痰无力(振击脏腑),用于腰骶部治疗痛经寒凝、瘀血证(行气活血,温经止痛)。

4. 作用层次:肌肉层或更深。

5. 特点:本法有强烈的振动感、温热感。

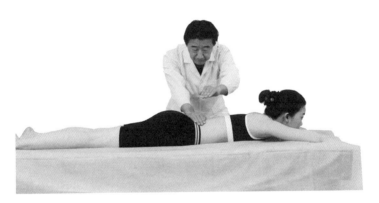

大震法

032 | 肩胛骨提法

介绍一个治疗肩胛间痛的手法。

4 年前我请我的大学同学宋为平到学校来为研究生做专题讲座。为平经验丰富,技术精湛。讲座中他演示了肩胛骨提法。我一看便知:①这个手法我没见过;②这个手法一定对肩胛间痛有疗效;③我一定要亲自体会一下;④提示同学一定要注意学;⑤这个手法在教材里没有;⑥目前尚未发现能替代这个手法的其他手法。

于是我亲自体会了这个手法。为平给我做了几次,我的感觉与我的判断完全一致。其实,我的左侧肩胛间有时会痛。为平给我做完手法后,我的肩胛间立刻就松开了。

在后来的治疗中,我经常用到这个手法,对于肩胛间痛,特别是肩胛骨脊柱缘与胸壁之间的疼痛,效果非常好。

专业提示

1. 操作:患者取健侧卧位,患侧肘关节屈曲 90°左右放于背部。医生站于患者的腹侧,一手从肩背部抠住肩胛骨脊柱缘,另一手从患侧上臂与腰背部之间穿过并抠住肩胛骨脊柱缘,然后两手协调用力,同时向上提,持续数秒,然后放下。可以反复操作。

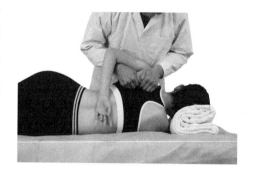

肩胛骨提法

2. 适应证:肩胛间痛。

3. 注意事项:为了保护患者的皮肤,要特别注意剪短指甲。

033 | 腰直不起来怎么办

本篇告诉您"腰直不起来怎么治",并且通过故事说明推拿是严肃的医疗活动。

腰"直不起来"的医学术语为后伸功能受限,是极为常见的症状,采用"后伸背法"有很好的疗效。

本篇故事我用一个反面案例强调腰部后伸功能受限在使用后伸背法时的注意事项。

那是 1994 年治疗的一位腰痛女患者。有两点让她永远地留在了我的记忆深处,一是她特别爱笑,二是给她做背法不但没效,反而更重了。

这位患者诊断为腰部软组织劳损。治疗了 3 次,效果一次比一次好。

在她第三次治疗结束时,她说:"我的腰往后仰时有些痛。"

我说:"那好办,我们给你做一个背法。"

"背?"听后她就开始笑。"快!快!快!背一下,我看看怎么背。肯定挺好玩的。"

当时一个进修生做的。我在旁边看着。

就在进修生刚将她反背起时,她就开始笑。我赶紧说:"别笑!别笑!"这样她的笑才停下来。

可就在进修生发力伸膝挺臀时,她又开始笑,随即只听她"哎呦"了一声。当背法结束,进修生将她放下时,她站不住了。

这次的"后伸背法"虽是由进修生施用手法,但手法操作本身没有问题。如果是我做,我想也会这样。因为我也没有太在意这个病人的笑会影响治疗,产生不良结果。

我们赶紧让她趴在床上。此时这位患者腰部肌肉很紧,腰痛明显,不能活动。可就是这样,她还在笑。

很显然,她岔气了。我有些紧张,在不断重复着"抱歉""对不起"时,我给她点穴、放松腰部的肌肉。经过 20 分钟左右的治疗,虽然疼痛有所缓解,但还是没有恢复到做背法之前的状态。

又过了两天,她打电话给我,说:"于大夫,我的腰没事了,您放心吧。那天都赖我,我太爱笑了。"说着,电话那头又传来了笑声。

我赶紧说:"都怪我,是我太大意了,没有给您说清楚。"

专业提示

1. 操作:医生与患者背靠背站立,医生两肘在里,套住患者两肘;以臀部顶住患者腰部,弯腰、屈膝,将患者反背起;先水平方向摇动数次,待患者放松后,医生迅速伸膝挺臀,同时加大腰部前屈的角度;随即将患者放下。

2. 要领

(1) 迅速伸膝挺臀的同时,医生应加大腰部前屈角度,从而加大患者腰部后伸的角度。

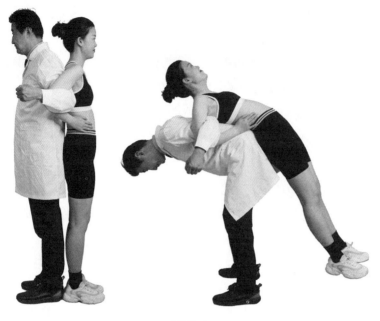

后伸背法

（2）在将患者放下时，应先确认患者能够站稳，然后再松手，以防患者摔倒。

3. 作用：治疗腰部后伸功能受限。

4. 注意事项

（1）推拿治疗是严肃的医疗行为：患者在放松的同时，应保持安静、严肃、听从指挥，以免造成损伤。医生在实施医疗活动时，应对这一局面进行严格把控。

（2）以下情况禁用后伸背法：腰椎间盘突出症早期，腰椎骨折，腰椎强直，腰椎骨质疏松及骨质破坏者。

034 | 他不能拎重物，我是这样治好的

腰部侧屈受限是常见症状，一个手法就能解决。

曾有一位患者，陪同他的朋友来治疗。在他的朋友接受治疗时，我们请他在

外面等候。可他出去了一会儿就又"偷偷地"进来了,进来后就看着我们做手法。我第二次请他出去等候。

当他第三次进入诊室时,我问他:"你喜欢推拿?"

"对不起,"说着他点了点头,表示歉意,"我很好奇,我是不是打扰您治疗了? 其实,我就是想问您个问题。"

我说:"那您说吧。"

他有些不好意思地说:"听我朋友说您治得挺好的。"

"谢谢!"

"我有个问题,想问问您。"他犹豫了一下,"要不我先去挂个号吧?"

"没事,没事。我能给您回答的就回答了。"

他说:"我就是右手不能拎重东西,一拎重东西左边腰就痛。别的什么事都没有。"

我说:"那您稍等一下,一会儿我治疗完,给您看看需不需要治疗。"

他连声说:"谢谢! 谢谢!"

我给当前患者治疗完后,给他检查了一下,阳性结果就是腰部右侧屈略有受限,略有疼痛。

我说:"放松啊,我给您解决一下。"

于是我给他做了"侧背法"。做完以后,我让他再向右侧屈。右侧屈的角度明显变大,且没有了疼痛。

"挺神的!"他说,"我找个东西试试。"

诊室里也没什么重东西让他拎。我说:"你提一提这儿。"说着示意他把手放在桌沿下,让他向上提,而我则按着桌子。

他还真用劲向上提。要不是我按着桌子,桌子能被他掀起来。"不痛了!"他高兴地说,"谢谢! 谢谢!"说着急忙走了出去。

不一会儿,手里捏着挂号单,原来他去补挂了一个号,还让我开了一张交费单。

专业提示

1. 操作:以腰部右侧屈受限为例。患者站立,右侧上肢置于医生头后。医生站于患者右侧,以左髋顶住患者右髋,左手扶住患者腰部,右手握住患者右手,医生右脚向右跨出一步并带动患者做右侧屈,至最大限度时,医生以左髋向左瞬间

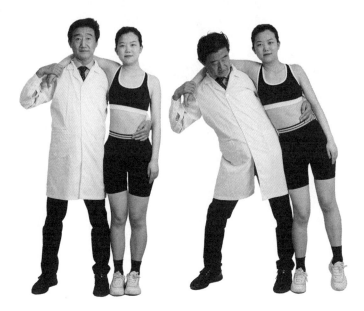

侧背法

顶患者的右髋,用以加大患者腰部右侧屈的角度,随即将患者放下。

2. 动作要领

(1) 医生的髋关节要始终顶住患者的髋关节。

(2) 侧背时医生应注意用髋关节顶患者的髋关节,而不是将患者抱起。

3. 作用:加大腰部侧屈的角度,用于治疗腰部侧屈受限。

4. 注意事项:带动患者侧屈至最大限度后再顶患者的髋关节。

035 | **躺着整复颈椎**

> 躺着也可整复颈椎,同时安全性很高。

1999 年在昆明开推拿年会期间,巧遇了我的师兄、同学、学生。

师兄弟见面分外亲切,白天开会,晚上就聚在房间里交流手法。厉彦虎师兄比我高一年级,那天晚上,厉师兄给我做了一个手法。这个手法太帅了,太棒了。

我躺在床上。师兄坐于床头，双手托住我的头，食中指轻抵我两侧风池穴，双手轻轻摇动。我感觉我的头在他的两掌之间就像一个球似的灵活转动。因为幅度很小，动作轻盈，我感到很放松。正当我沉浸在这种美妙的感觉时，只觉师兄的食中指轻轻一动，我的颈部瞬间发出一连串的响声。顿时轻松感、美妙感弥漫在我的颈肩部。

我们将这个手法称为"颈椎仰卧位整复法"。

专业提示

1. 操作：患者取仰卧位。医生坐于患者头侧，两手托住患者后枕部，用力拔伸患者颈部，待患者放松后，瞬间用力，拔伸患者颈部。

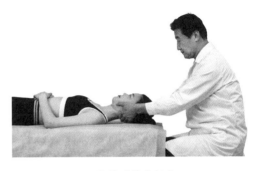

颈部仰卧位整复法

2. 要领

(1) 用于整复时，要瞬间发力。患者颈部应有弹响音和松动感。

(2) 用于松筋时，须缓慢拔伸，反复拔伸，无须瞬间发力。

3. 作用

(1) 整复：用于调整颈椎间的解剖关系。

(2) 松筋：用于放松颈部肌肉，亦可用于加大颈椎椎间隙。

4. 适应证：颈椎解剖关系紊乱，落枕，颈椎病。

036 | **不愧是科班的，比我做得好**

一个小女生在听完我的课后，回家被作为推拿医生的爸爸"考试"，考核后爸爸评价为："不愧是科班的，比我做得好。"

几年前，开学后，一个女孩到办公室找我。她是前一个学期我教过班里的一个女孩。她个子并不高，而且还是个挺瘦的小女生。

她说："于老师，我可给您争气了！我爸爸就是推拿医生，我放假回家，他要考考我的手法。我就给他做了个腰部侧扳法。您不是教我们一个前臂尺侧放在臀后，另一手放肩前吗？"她连说带比划。我边听边点头给予肯定。

"您是这么教的吧？可我爸说不对！"女孩说。

"那后来呢？"

"我还没给他扳呢，他就要起来，给我纠正。说放肩前的也得用这儿。"说着，她指了指前臂的尺侧。

我边听边看着她，"那结果呢？"

女孩说："我告诉我爸，我这个是我们于老师教的，保证比您那个省劲。不信您就躺好。"

"成功了吗？"

"当然，不看我是谁教的！我就记着您上课时讲，用手放肩前，不要用前臂，可以'对付'比自己高 20~30cm 的患者。我爸，怎么都得比我高这么多不止吧。"说着她将手用力伸开，看着拇指和中指间的距离。

"那你爸怎么说？"我问。

"他让我躺床上，试了试咱们的扳法。"女孩继续说，我更渴望听到她爸爸的评价，"您猜我爸扳完说什么？"

"说什么？"

我爸说："不愧是科班的，比我做得好！"

专业提示

1. 用数字具体来看，以身高 175cm 作参考，用两个前臂尺侧可以应对臀至肩距离为 65cm 左右的患者（相当于身高 175cm）。若用前臂和手，可以从容应对臀至肩距离为 95cm 左右的患者（相当于身高 190cm）。我们将此描述为"普适而实用"。

2. 从用力层面来看，这样的操作好处在于：医生的重心在前臂尺侧、在肘附近，便于医生用自身重量来发力，也就达到了省力的目的。当遇到体重较大、体型较胖的患者时，这样操作就更有优势。我们将此总结为"省力而面广"。

3. 从美学角度来看，这样的操作美在：医生扶肩一侧的上肢、放于臀部一侧的上臂与前臂构成了一个直角三角形。我们把这概括为"稳定而美观，舒展而大方"。

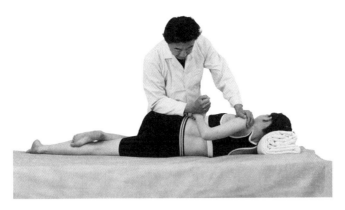

腰部侧扳法

037 | 腰部侧扳法治疗急性剧烈腰痛

看一个侧扳法治疗腰部剧烈疼痛的精彩故事。

一天下午,当我到诊室时,看到一位患者在我前面,腰弯着,右手扶着腰,左手扶按着腿,一步一步地向我诊室里艰难地挪动着脚步。而她的家人在旁边小心地保护着她。

我一看便知患者病情较重。我快速换好白大衣,而病人用手扶着床,弯着腰,勉强地站在床边,一动不敢动,并且"哎呦"着。

简单地询问后得知,她是中午把腰扭了,目前无腿痛、腿麻、二便障碍,就是"腰部剧烈疼痛、中间和两边都痛,吃不上力、不能动,站不住,腰直不起来也弯不下去、连坐都坐不下去"。

站立位检查就甭想了,于是我让她趴在床上,想先给疼痛定位,再检查有无骨折、椎间盘突出等问题。可她怎么都趴不下去。真是费了九牛二虎之力,总算侧着躺在了床上。无奈,我只能让她仰着躺,想把仰卧位能查的都查一下,可是她说她动不了。

怎么办?我们的门诊没有任何影像检查,徒手检查患者因疼痛而不能配合。病人还一再说:"大夫,怎么着都行,先给我止止痛。"

我快速地总结着病人的主要信息:有伤、急性痛、两边痛、不能动。当属腰椎关节错位。

病人是侧卧位，就势、顺势治疗吧。我给患者摆了一个最放松、最不痛的体位，追问了一句："痛吗？"病人说："还行吧。"我说："不痛就放松啊。"

一个迅速、干净、利落的腰部侧扳法，弹响音完美无瑕。

其实病人是大叫了一声的，叫完之后说了句："你使那么大劲干嘛？"我没有辩解，问她："现在觉得怎样？"她说："让我试试。"病人躺在床上，稍微动了动，她还真的能动了。宜将剩勇追穷寇，坚决不能见好就收。

我说："你翻个身，脸朝那边躺。"我又给她做了另一侧，手法还是那样迅速、那样干净、那样利落。弹响音还是那样完美无瑕。

我让病人起来活动，她活动如常，我问她："还痛吗？"她说："没事了。"

专业提示

1. 凡是"有伤、急痛、两边痛、不能动，诸症共见"即可诊断为"椎间关节错位"。但首先要用专业知识除外骨折，最好有影像学检查。

2. 若见椎间关节错位，不必悉具，扳法主之。

3. "动作迅速、干净、利落，弹响音完美无瑕"的关键在于信心和平日的积累。

038 | **直腰旋转扳法的魅力**

> 一手法，对一证，认准证，选对法，风吹去，现蓝天。

腰三横突综合征虽不是什么大病，可是部分患者疼痛、功能受限症状较重。因局部解剖上的弱点，又容易复发。治疗时只要找准痛点、查清功能受限的角度，疗效还是很好的。

有位腰三横突综合征患者来我门诊，说："我老毛病又犯了，痛得厉害，腰都转不了，但我马上要出差，有没有办法可以快速止痛的？"

我问："怎么痛？"

"就是不能向右拧这个腰。"他边说边做给我看。

我说："你想来快点的？"

"对对对！不痛了就行。等我回来再认真治。"

"那你坐这儿。"我让他坐下，做了个直腰旋转扳法。然后说："好了！"

他笑着说："就这么一下？你也不能这样就打发我呀。"

"你不是想来快的吗？"我说，"你站起来活动活动，要是还痛再说。"

他站起来活动了活动，而且还是反复地扭、大幅度地动，恐怕落下某个角度。完了说了句，"还真不痛了。"

专业提示

1. 本法称为"顶腿直腰旋转扳法"，主治腰部旋转受限。

2. 先记六右一垂直。以腰部向右旋转受限为例。患者取坐位。医生站在患者的右前方，以右腿的外侧顶住患者右大腿的外侧。医生左手置于患者右肩前，右手置于左肩后，两手相对用力，使患者腰部向右旋转至最大限度后，右前臂垂直患者背部瞬间用力，加大旋转5°~10°，听到弹响即表明复位。（再简单地记就是：右旋受限站右侧，右腿顶右腿，右旋至最大，右前臂垂直患者背部发力。）

3. 要在患者疼痛的角度发力。

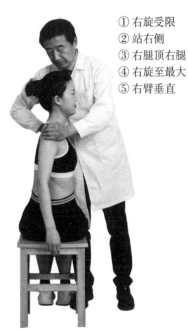

① 右旋受限
② 站右侧
③ 右腿顶右腿
④ 右旋至最大
⑤ 右臂垂直

顶腿直腰旋转扳法

039 | 学生的"错误"却改进了我的手法

弟子不必不如师，师不必强于弟子。请看学生的"错误"是如何改变了我的手法。

2000年，在一次手法辅导课上，一个学生在练习直腰旋转扳法时，没按我的站位要求做。我给他纠正时，他说："于老师，这样好像更好。"我一试，还真是。

当时情况是这样的：

以腰部右旋受限为例。从我学推拿时，该手法的操作为：医生用两腿夹住患者的左膝部以固定，左手置于患者的左肩后，右手置于患者的右肩（如右图）。

这样的操作，医生是侧对患者站立的，然而学生却是面对患者站立的。

凭借11年的教学经验，打眼一看就知道他没按我的要求做，换句话说就是错了。我看了一会，确认他和我做的确实不一样时，走了过去，拍了拍他的肩膀，说："不是这样站，站反了，转过来。"

学生看了我一眼，张了张口，想说点什么，但有点犹豫。我说："有什么想法？说吧，没事。"

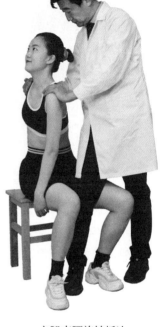

夹腿直腰旋转扳法

他开口了，说："于老师，这样做可能更好。"

"噢？"我有点诧异，更多的是不信。因为讲课十年来，还没有学生能挑战我的手法。但我还是好奇地说："那你再做一遍，我看看。"

学生开始给我演示："面对模特站定，夹住左腿……"学生认真地做，我认真地看，除了站的方向和我教的不一样，其他都一样。学生做完了，我赶快照着学生的站位方法"面对模特站立"，然后做这个手法。当我两手放在模特肩上那一瞬间，我便知道，学生是对的！

从那以后，我在讲课时，几乎都会告诉学生，这个手法的站位及其由来，也经常鼓励学生在学习时多思考。

现在，我们已将教材中该手法的操作调整过来了，并且命名为"夹腿直腰旋转扳法"。

我查阅了多版教材，在1974年3月出版的《推拿学》教材中，这个动作叫腰部摇法，在第79~80页。我上学时用的1985年出版的《推拿学》中，改叫"直腰旋转扳法"，在第55页。都是"侧对患者"做的。

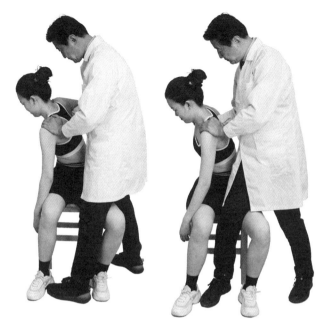

改进版   原版

（专业）（提示）

1. 在《按摩推拿学》教材里本法改称为"夹腿直腰旋转扳法"，主治腰部旋转受限。

2. 记住"交叉"的特点，即右旋受限站左侧、夹左腿。其他要点同顶腿直腰旋转扳法。

3. 要在患者疼痛的角度发力。

040 | **点穴止痛的魅力及要点**

点穴、止痛、急救、奇效。

4 年前一位病人就诊的场景给我和当时在场的所有人留下了深刻印象。

诊室门被推开时，一位年轻女士拿着挂号单，急促走入，焦急地说："快给我爱人看看。"说完身体往旁边一闪，一位60多岁的男士推着轮椅进来，说："快给我女婿看看，这腰到底是怎么了？"再看轮椅上坐着一位30岁左右小伙儿，头歪着，眼闭着，眉紧锁，痛得脸都有点变形了，两手紧抓轮椅扶手，上身向前微倾，低声"哎哟"着，绷着劲，痛苦地坐在轮椅上。不用问就知他有多痛。这还不算，后面还跟着一位60来岁的女士，手拿MRI片，带有一些请求的口气说："麻烦你了，大夫，快给我儿子好好看看，没大事吧？"

经过询问得知，这小伙早上穿衣时，腰突然动不了了，费了九牛二虎之力，到一家医院急诊，做了检查、拍了MRI，那里的医生说："没事，回家休息吧。"一家人一合计，没事？没事怎么动不了呀？于是决定求助中医骨伤推拿。

我接过MRI片，看了看，没有骨折，也没有椎间盘突出、骨质破坏。我跟小伙说："趴床上吧，我给你检查一下。"

"你看我能动吗？"小伙连看都没看我。

"你得趴床上我才能给你治疗呀。"我说，"你坐轮椅上，我都看不到你的腰呀。"

他的母亲、岳父、妻子异口同声："我扶你起来？"

"别！别！还是我自己慢慢来吧。"

用了两三分钟的时间，他边呻吟、动一动停一停、勉强地、歪七扭八地、喘着粗气，趴到了床上。

我刚要按他的腰，找一找痛点，他大喊一声："大夫！你轻点！"

我说："放松吧，没事的。我还没碰你呢。"

"是吗？我太痛了，你轻点啊！"

我一想，眼下用扳法是不可能的。先点穴吧！我说："我先给你点点穴啊，不痛，放松，一会就好。"我两手拇指点在委中穴上，说："试着把屁股抬起来。"

他说："那哪儿能呀！"

我一听，改点绝骨穴吧。我说："抬不起屁股？那你慢慢地扭一扭屁股吧。"这回他还挺听话，慢慢地、小幅度地扭着屁股。有效！三五分钟后，他可以动了，而且动的幅度越来越大。

我跟我的研究生说："晓晖，你来点这边，我点那边。"于是我点右侧，晓晖点左侧。又过了一会儿,他的屁股居然能扭到45°左右了。我俩改点委中穴。再次让他抬抬屁股,开始时他还是抬不起来,可过了一两分钟,再让他抬时,他就可以小幅度地抬起来一点,慢慢地,越抬越高,经过5分钟左右,他能跪坐着了(这个姿势我们称为"跪点委中")。研究生、诊室里的其他患者,连同他的家人都松了一口气。

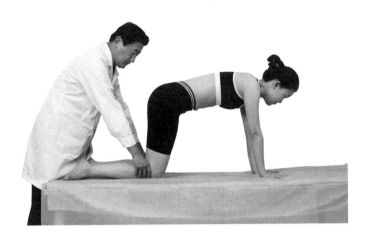

跪点委中

这时我说:"你再趴一会儿,我再看看你的片子。"我回到诊桌前,把片子再次插到观片灯上,认真地看;学生、他的妻子、他的母亲也都凑过来看。在我们聚精会神读片时,他的岳父突然喊了句:"哎!你怎么坐起来了?"

大家一起回过头去看着他,他说:"不痛了,好像没事了。"

我们再看他,小伙坐在床边,没事人似的,头正了,眼睁开了,眉舒展了,五官也归位了,两腿还在床沿边交替地摆动着。

(专业提示)

1. 急性疼痛点穴非常有效。

2. 点穴止痛需要一点儿时间,不是一蹴而就的。

3. 点穴需要辨经取穴。

4. 凡是伴有功能受限的,点穴时一定要让受限的部位运动。

041 | 点穴治岔气

点穴急救效神奇,受限疼痛与呼吸。首先辨经选准穴,助动还需配呼吸。

曾经有一位老师,上课写板书时,不明原因岔气了,痛得不得了。这位老师高举着右手,就像在写板书似的,来到了门诊。

一问,右侧胁肋部疼痛剧烈难忍,吸气呼气都痛。一看,手上还有粉笔灰,右上肢举着,呼吸幅度明显比常人要小。一查,右侧上肢、肩关节没有任何疼痛;胸椎、椎旁无压痛;右侧胁肋部腋中线、腋前线、腋后线压痛明显;胸廓挤压试验阴性。

我说:"岔气了,给你扎一针吧,一会就不痛了。"

"别扎!我本来就挺痛了。你能不能给我来点膏药?"病人说。

"怎么?还怕扎针呀?这么痛,贴膏药?效果可没那么快。"

病人问:"那还有别的办法吗?"

"要不,我给你点穴吧。"

"成!只要不扎针,怎么都行。"病人说。

根据他的疼痛部位、不敢吸气、肩不能放下、身体不能转,我决定就给他点一个穴。什么穴,最后再告诉您。点穴的同时我说:"来,慢慢地吸气……嗳,好,慢慢地呼气……"几次呼吸后,我又说:"来,慢慢地把手往上举。"

他赶紧说:"还往上举?一会更放不下来了。"

我说:"没事的。"当他举到最高时,我又说:"好,来,再慢慢地放。"他边放我边看着他,一出现疼痛的表情时,我就说:"来,再往上举,举到最高时再慢慢地放。"能看出来,每次上举都越来越快,每次下落都越来越低。

当他上肢能放平时,我开始让他慢慢地来回转动上身,转的幅度也是越来越大。

如此,吸气呼气、上举下落、转动上身,反复做、交替做。大约也就两三分钟,他就没事了。

1. 急性疼痛点穴非常有效。

2. 点穴止痛需要一点儿时间,不是一蹴而就的。

3. 点穴需要辨经。

4. 凡是伴功能受限的,点穴时一定要让受限的部位运动。

5. 关于穴位:您一定想知道这个穴是什么。来,我告诉您,穴位是阳陵泉。位置在腓骨小头前下缘。要点是点双侧、强刺激、伴随运动。体位是病人取坐位。

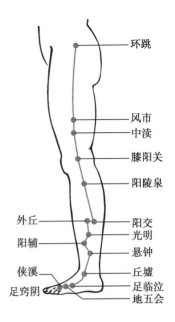

042 | **一个历经 8 年才学会的手法**

> 学习要勤于问问题、敢于问问题。别向我这样 8 年才学会一个手法。

一个古老得不能再古老的手法。

一个《黄帝内经》里就有的手法。

一个太普通,以致于被专业人员忽视了的手法。

一个到目前为止,仍然有许多操作形式和作用的手法。

一个改变我专业方向的手法。

一个我历经八年时间才学会的手法。

这个手法就是按法。

1988 年,在我实习时,中日友好医院的祁凤鸣老师教了我一个手法。祁老师说:"你把病人的大腿根部按一会儿,然后把手抬起来,病人的腿就会热。"

病人的腿会热!那得多好啊!在伤科里,有多少人觉得腿脚凉,有多少人怕凉呀!果真如此,得多么受患者欢迎呀!可是我做了几个病人,病人都没觉得

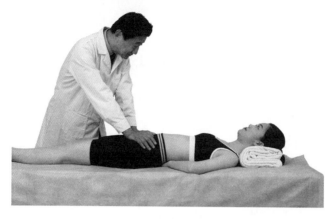

按压动脉法

热。我也没去问祁老师,就把那个手法抛在了脑后。

1991 年,我去听一位老专家讲座。老专家讲:"揉肚子,简单,揉揉肚子就能热。"哇,多好呀!有多少病人的肚子怕凉!又有多少人不敢吃凉的!还有许多人小腹冷痛呀!可是,这位专家没讲如何把肚子揉热。

我想,虽然老专家没讲,但一定有这样的手法,只不过是我没见过、没学过、没学会!从那以后我就开始留心、查询这种手法。

1994 年,我找到了这样的手法,而且不止一个,这本书里一下就有 24 个手法。据说这是一本明朝的书。我认真地学、认真地练;反复地学、反复地练。我成功了!我能让肢体远端发热了!而且这本书中有十余个手法,都是能使远端发热的手法。

可是,这些手法能做什么呢?古书上的记载与我们现在的认知还有许多差距,我还不能完全用现在的病名与古书一一对应。而且我一直想找个病人实践一下,看看是否真像书中说的那样,这个手法的疗效真的那么神奇吗?

1996 年,也就是从第一次听说此法的 8 年后,经别人介绍,我治了一个"瘫痪"病人。神奇的疗效,太让我佩服古人留给我们的智慧了。这个病例在下一篇故事中分享给大家。

这个手法就是按摩的"按"。在《按摩推拿学》教材里,我将这个手法称为"按动脉法"。明朝的这本书叫《按摩经》。

这么好的手法,我不能把它藏起来,我用了如下 63 个字,把这个手法的操作高度地概括在《按摩推拿学》教材中。

按动脉法的操作:以拇指、掌、足按于人体大动脉干上并持续一段时间,至肢体远端有凉感,或麻木感,或蚁走感,或有邪气下行感时,将拇指、掌、足轻轻抬起,使热气传至肢体远端。

我也不能再让大家苦苦地去找寻明朝的那本书。这本书中的 24 个手法,收录在了《按摩推拿学》教材中。

从 1988 年第一次接触按动脉法,到 1991 年听老专家讲揉肚子能揉热,再到 1994 年找到这个手法的文字资料,最后到 1996 年用按动脉法治疗"瘫痪"出现神奇的疗效,历经 8 年的时间,我才初步学会这个手法。可谓漫长呀! 我不得不分享以下两点。

专业提示

1. 学习要勤于问:倘若 1988 年我问问老师,当时就能学会这个手法。果真那样,该多好呀!

2. 学习要敢于问:其实我并不是以问为耻,而是不敢去问老专家,怕人家拒绝我、怕人家不教我。后来我发现,专家们都挺和蔼的,也都愿意教我们。倘若 1991 年我主动去问老专家,老专家就会抽时间给我讲解。果真那样,也能提前 3 年就搞懂了这个手法。

043 | 按动脉法治"瘫痪"

> 治了这样一个瘫痪病人,但我相信"按"中还有广阔天地。

1996 年 9 月,一位患者因甲亢服药,症状虽缓解,但出现了新的问题,那就是"钾离子"代谢异常引起的"周期性瘫痪"。

当我去给他诊治时,一进房间,吓了我一跳,只见他躺在地上(当然地上铺有地毯加毛毯),地上还摆着饭盒、暖壶、水杯等物。我问他:"你怎么躺地上呀?"

他说:"我的两条腿不会动,又没人照顾,只好躺在地上,这样可以爬,生活上勉强可以自理。"

其实,是我的一位老师邀我去帮这个病人诊治的。去之前我的老师说:"这个病人有点特别,动不动两条腿就不会动了,不知什么时候就又会动了。老专家开的中药也吃了,强筋壮骨的药酒也喝了,针也扎了,可是没什么效果。你能不能从骨科角度给他看看,做做手法治疗。"

我一听,感觉这病是挺怪的。当然,这病不属于关节松动、不稳、脱位等。

我给他检查时,他对我说:"你能不能给我从骨科的角度治一治。哪怕是让我腿上能有点劲儿,能站起来就行。"

我只能从中医骨伤科的角度,辨证治疗。

1. 不能站立为筋弱,那我给你强筋,拿一拿下肢的肌肉。

2. 痿软无力属痿证,属经络不通,气血不畅,加之"治痿独取阳明",那我就点穴通经,不仅取阳明经穴,太阳、少阳连同足三阴经的穴我都给点一遍,通经络,治痿证。

3. 关节不能动给你助动,摇摇髋关节、屈伸膝关节、动动踝关节。

确定了三个治则(强筋、通经、助动),选用了三个手法(拿法、点穴、摇法)后,我开始了治疗。

可是,我边治疗边琢磨:教授的药你吃了,药酒你也喝了,针你也扎了。我可没有这些专家本事大。

我边想边治,边治边想。万一上述"三板斧"无效,我该怎么办?

三个手法做完了,30分钟的治疗很快就结束了。我极没有底气地问:"你抬抬腿,看能动吗?"

他说:"不能动,没劲。"

"你试试,用点劲,也许能动一点呢。"

他说:"真的没劲。"看他腿上的肌肉不能说一点收缩没有,但平移是没有的,更不要说抬起来了。

我再三让他抬,他也再三说没劲。

我快速地想着对策。唉,有了!"怪病皆生于痰,怪病皆生于瘀血"。我应该用用"按动脉法",祛其痰,活其血,荣其筋,利其节。

我说:"好,我再给你做一个手法,看看有没有效果。如果还没有效果,咱们就慢慢治。"

他说:"好吧!"

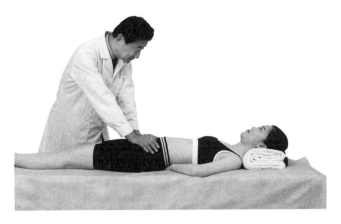

二龙戏珠

我开始给他做按动脉法之"二龙戏珠"（《按摩经》的第十七法）。

当我按了一会时，他说："哇，我的脚好凉呀！"

我问："是吗？"说着就把手抬了起来。

他立刻说："哇，有股热气下去了。"

如此按半分钟，抬手半分钟，一个回合大约1分钟。我看着手表，做了半小时，也就30次左右吧。

做的过程中，我心里还是在想，"万一没效，我也没招了，那就慢慢地治，或另请高明吧。"

结束了手法，不管我当时的语调如何，但内心深处是没有底气的。我让他动一动腿。

哈哈！奇迹出现了！不但他的腿可以平移，而且两条腿都分别抬了起来！

从那天起，这个病人开始睡在床上了。

这次治疗后，虽然病人又出现过下肢无力，但没有出现动不了的情况。

我曾请教过专科老师："会不会在这30分钟里，他的钾离子代谢就自动正常了？"专科老师说："应该不会吧？"

但这个病人就是能动了。

至此，从1988年，历经八年，我基本学会了这个手法。

专业提示

1. 按法的第一种操作形式是配合其他手法用力。较为简单，不再配故事了。

2. 按动脉法是按法的第二种操作形式,可按压的部位多、适用广、作用好,作用是调节气血,提高肢端温度。

3. 按动脉法可用手、指、足着力。

4. 按动脉法的关键在于位准、应手、按住、见应、抬起、效至。

位准是指按压的部位要准;

应手是指要有动脉跳动的感觉;

按住是指按压过程中不要有松动;

见应是要按至肢体远端有凉、麻木、蚁走感、热气下降、邪气下行、手足似出冷气等反应;

抬起是指在见应后抬手、抬指、抬足;

效至是指有热气传至肢体远端。

5.《按摩经》中讲"如不到复按切"。1988 年我要是多做几次,也许就学会了,那样我就提前 8 年掌握了这个手法。

044 | 整复是按法的第二个魅力

岔气加关节错位,用什么手法? 背部按法立竿见影。

转科实习时在中日友好医院按摩科跟唐学章老师学的"背部按法",用于整复胸椎椎间关节、肋椎关节的错位。

毕业实习时,有一个月的急诊实习。一个寒冷的夜晚,晚上 10 点时急诊护士通知:内科,一女患者,38 岁,主诉心前区疼痛前来就诊,注意接诊。

患者在她先生的搀扶下走入诊室,身披大衣。询问后得知,上午她躺在床上看电视,翻了个身,左胸部就突然痛起来了。因痛得厉害,衣服都穿不上,直到她先生下班才来就诊。

带我的老师让我给她做心电图,做完后确定她不是心绞痛,老师建议病人转外科就诊。病人去了隔壁的外科诊室,我也就跟了过去。外科老师检查后说她是肋软骨炎,开了外用药。

能够看出病人有些不解 / 不满。此时,诊室里就剩下我和病人还有她先生了。我说:"你不是心绞痛,也不是肋软骨炎,好像是胸椎错位了。"(因为做完心电图我给她检查时发现她有一个胸椎是歪的,有压痛,且剧烈)病人和她先生也认真地听着。"但我是实习的,你若相信我,我就给你治一下,要不你就回家用药。"

病人看着我,可能是痛得太厉害了,就点了点头。她先生也说,那您就受累给治一下吧。我说:"那你趴在床上吧。"病人可能觉得有些奇怪,迟疑着没有动。我肯定地说:"就是趴在床上。"我短暂地做了放松手法,然后就用了"背部按法",从胸椎的部位发出了清脆的弹响声。我知道整复成功了!

我让病人站起来看看是否好转。从病人起来的动作就可以看出她好多了。果然,病人症状明显缓解了,披上衣服,伸上袖子,高高兴兴地走了。

这是作为实习医生,自己诊断、自己治疗、效果立竿见影的第一个病例。

我真心感谢那位病人和家属,他们如此信任我这个实习生。没有他们的信任,哪有我今天的医术。

如今这一手法写入了《按摩推拿学》教材,学生上课时都能掌握。

(专业)(提)(示)

1. 背部按法是按法的第三种操作形式,作用是整复错位,即整复胸椎椎间关节和肋椎关节错位。

2. 整复的关键是定位准、呼气末、力到位、瞬间力。

定位准是指两掌要按至发生错位的部位;

吸气末是指发力的时机应为吸气末;

力到位是指力量要直达错位的关节;

瞬间力是指力量持续的时间极短。

3. 按法有三种操作形式和三大作用,内涵丰富、疗效确切。

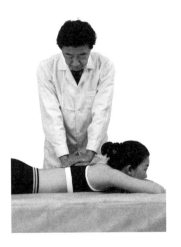

背部按法

045 | 背部按法的禁忌证

背部按法整复胸椎错位是神奇而有效的手法。但也有禁忌证。

用"背部按法"治疗了许多病人,都有立竿见影之疗效,直到有一次在给病人治疗时,从她的胸背部发出的声音把我吓到了,以后用这个手法就小心多了。

一位60多岁的女患者,因睡觉时翻身后,右胸肋部出现剧烈疼痛来诊。我一看,这病,有把握,趴着,按。可当我真的发力按时,只听"嘎嘣"一声。我当时就傻了,第一印象就是:完了!骨折了!肋骨骨折了!

我赶紧俯下身问:"大妈,您有什么感觉吗?"

"还行。"

"痛吗?"

"不痛。"大妈说。

"那我扶您坐起来。"大妈坐起来时,我看着她的动作、观察着她的表情,好像还行,不太像骨折。

等她坐定了,我从上向下,依次在她的腋中线上按压。居然没有疼痛,说明各肋骨在腋中线的部位没有骨折。

我又查了腋前线,最后查了腋后线,都没有压痛。说明没有骨折。

我稍喘了口气,悬着的心稍稍放松了一点儿。但还是不放心,又查了胸廓挤压试验,阴性!没骨折!

说明刚才那一声"嘎嘣"是关节复位时的响声。

虽然复位成功了,但从那以后,老年人、骨质疏松者、体弱者,我没敢再"按"过。

专业提示

1. 按法具有整复胸椎椎间关节错位、肋椎关节错位的作用。

2. 上述整复作用用力较大,因此要谨防用力过猛导致新的损伤,尤其是老人、体弱、骨质疏松的患者。

3. 前后挤压暴力若导致肋骨骨折,最容易出现的部位是肋骨的腋中线部位,其次是腋前线、腋后线的部位。因此我依次按压检查患者这三条线是否有压痛。

整复胸椎的手法我会十余种,但目前做得最多的就是胸椎提抖法,因为这个手法安全、有效。

上篇的故事里提到,背部按法不适用于老人、体弱、骨质疏松的病人。遇此类病人当用胸部提抖法。

曾治一患者,因伸手去够鼠标,胸背部出现剧烈疼痛,难以移动,呈伸手够鼠标的姿势。我让患者采用俯卧位,想先检查,定位后再用背部按法。但当患者鼓足勇气趴下时,一声惨叫,吓得周围人又迅速将她从床上抱起扶正。

因患者呈伸手够鼠标的姿势,各种整复胸椎的方法都不适用。我考虑只能用胸部提抖法,但患者右手不能交叉放于颈后,只能顺势操作。在我发力的瞬间,不仅我,连周围的人都听到了弹响复位音。患者疼痛明显缓解(虽还有些疼痛,但已经能够正常活动,休息一晚而愈)。

课堂上有时学生问:老师,我们学一个整复手法不就行了吗,为什么要学这么多的手法? 我就会给他们讲一些病例,告诉他们要多学几招,以备特殊情况下使用。这个病例是其中的一个。

（专业）（提示）

1. 胸部提抖法的作用是整复胸椎椎间关节、肋椎关节错位,尤其适用于疼痛重、不能动、不能趴下、没有床时。

2. 胸部提抖法的体位是医生站在患者身后,胸部顶住患者背部,两上肢从患者上臂之前绕至颈后,并且交叉扣住置于患者颈后。

3. 胸部提抖法发力前的动作是先环旋摇动患者,使患者放松。

4. 胸部提抖法的用力方法是医生两上肢迅

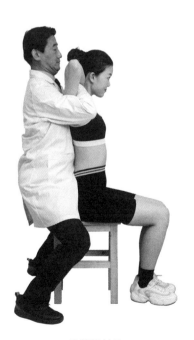

胸部提抖法

速向后上方提拉,同时胸部向前顶。

5. 胸部提抖法成功的标志是听到弹响声。

047 | **一个整复胸椎错位的手法**

手法操作不当,既可伤及患者,亦可伤到医生自身。

1998 年,给本科生讲完扳法,做"仰卧位胸椎整复法"示教。

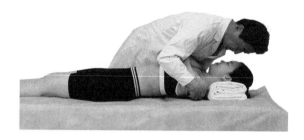

仰卧位胸椎整复法

和往常一样,我对这个手法的每个细节、要领边讲边示教,包括:患者的手臂怎么放;医生的手如何半握拳、如何放在错位的部位;医生的胸部如何抵住患者的两臂;什么时候发力。

示教后学生开始练习,我开始辅导。一个留学生向我走来,说:"老师您讲得真细。我在 × 国就是做整脊的。"

我一听,有些吃惊,说:"那我讲的这些整复手法,与你们做的有区别吗?"

"有!中国有许多手法我们不会做。"留学生说。

"那对我们的课程、我们的手法有什么建议吗?"我问他。

"我就是想跟您说,您讲得很细。我在学这个手法时,老师没有讲那么细。"

"那怎么样了?"

"老师刚才讲'医生的胸部抵住的是患者的两臂',太重要了!"留学生停了一下,继续说:"我在我们国家也学过这个手法,老师没有讲那么细,结果我做的时候,是用'胸抵住了同伴的肘',我一用力,我的肋骨就断了。"说着他用手指了指右侧的胸部。(按他指的部位,我估计应是肋软骨损伤。)

"那你的伤现在好了吗?"

"好了,好了!那已经是几年前的事了。"

专业提示

1. 操作提示:患者先坐于床上,两臂交叉置于胸前。医生一手半握拳,置于患者偏歪棘突的两侧,然后使患者逐渐仰卧于床上,医生胸部抵住患者两臂,并嘱患者呼气,在呼气末瞬间按压,听到弹响即表明复位。

2. 要领提示

(1) 两臂交叉,而不是两手交叉;

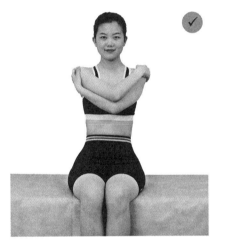 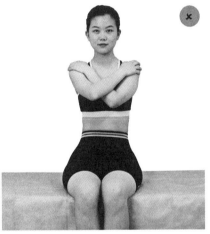

正确交叉姿势　　　　　　　　　　错误交叉姿势

(2) 半握拳的手,掌根与屈曲的手指分别置于偏歪棘突的两侧;

(3) 医生的胸部抵住的部位是患者两臂,而非两肘;

(4) 呼气末发力;

(5) 复位的标志是听到弹响音或感觉到关节复位。

3. 作用提示:整复胸椎椎间关节、肋小头关节、肋横突关节错位。

4. 变化提示:为防止损伤胸部、挤压到胸部,医生亦可用手或腹部抵住患者两臂进行操作。

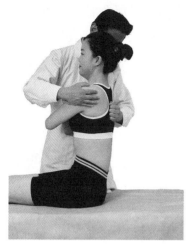

半握拳置于偏歪棘突的两侧

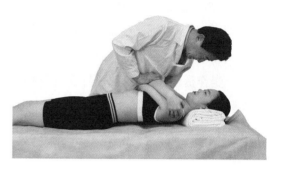

仰卧位胸椎整复：手按压

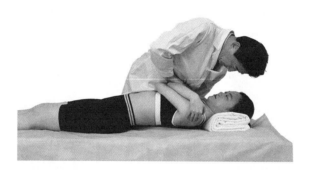

仰卧位胸椎整复：腹按压

048 | 胸部提抖法治疗肝郁

胸部提抖法不仅可以整复胸椎，治疗肝郁也有效，屡用屡效。

在治疗一个肝郁的病人时，病人说她吃了好多药但效果不明显，来寻求针刺治疗。我给她治了几次，效果平平。她每次来总说："效果怎么不好呢？"每次治疗后也总问："什么时候能好？"

我看她驼着背、含着胸，一副"上焦气机不利"的病态。我就想，给她用胸部提抖法,开一下胸,顺一下气。于是就跟她谈,告诉她想给她做手法试试看,她同意了。于是我给她做了胸部提抖法。治疗后病人居然蹦了一下,高兴地说:"从来没觉得这样畅快过。"

从那以后,对于那些肝郁、气不顺的患者,我都做这个手法,效果都不错。

专业提示

1. 胸部提抖法有调畅气机的作用。

2. 临床体会:胸部提抖法在开胸顺气、疏肝解郁方面有一定的作用,可作为上焦气不利、中焦不疏的调理、治疗手法。

3. 胸部提抖法是与药物、针灸治疗上、中焦气机不利的并行的不可或缺的手法。

049 | 一个手法就可以解决骶裂的疼痛

擦法是一个很不起眼的手法,可就这么一个手法却能治疗一种特殊的腰痛。

曾有一位 22 岁的小伙儿,一手扶着腰,一手搂着他妈妈的脖子,表情痛苦地前来就诊。他妈妈则是面带愧疚、焦急的表情,带有恳求的语调说:"大夫,快给我儿子看看这腰,刚才还能动呢,我给拔了个罐,反倒不能动了。"

一问才知,小伙儿腰骶部反复酸痛。他妈妈知道后,就说:"还没结婚呢,老是腰痛,这还得了,赶紧吃药调理一下,补一补。"于是小伙儿吃了 3 个月的药,但疼痛还是反复出现。这天早上,小伙子还是说腰痛,妈妈就说:"吃了这么多药,也不见好。算了,我给你拔个罐吧。"于是这位妈妈给儿子在最痛的地方拔了个罐。10 分钟后,妈妈把罐取下来。儿子的腰痛非但没有减轻,反而起不来床了。这下可把妈妈吓坏了,赶紧带儿子来看。这才有故事开头那个场景。

经过询问、检查,这个小伙子是隐性骶椎裂的急性发作。我就用了一个手法:"掌擦法"。再说具体点儿就是局部涂上按摩乳,用简单得不能再简单的掌擦法,左右方向"横擦腰骶",不紧不慢,不轻不重,15分钟,擦得不仅皮肤热、皮下热、连同小腹里面都是热的。做了一会儿,患者就说没那么痛了。

治疗结束,病人从床上很灵活地起来,站在那里活动如常。他的妈妈也露出了笑脸。母子俩满意而去。

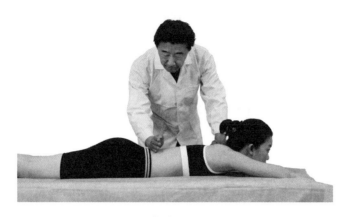

横擦腰骶

专业提示

1. 这个患者是骶裂,所以反复疼痛,并非"肾虚"腰痛,因此以"补肾"为法治疗效果不会满意。

2. 由于骶裂的解剖特点,加之局部拔罐的负压,加重了对局部的刺激,所以疼痛突然加重。

3. 熟悉局部解剖可以知晓,局部没有什么肌肉组织,无需做舒筋放松手法。

4. 用擦法得效,从中医角度说就是温通经络,达到活血止痛的效果;从西医角度来说就是增加局部血液循环,减小对局部的刺激。

5. 一定有人在想:"用理疗灯、暖水袋局部热敷管用吗?" 我个人觉得不能说没有用,但没有了手法的柔和刺激,效果肯定没有那么好。这就是"按摩推拿"的魅力。

6. 许多手法虽简单,但只要辨准证、选对法、用够量,立竿见影非传说。本例的关键首先是准确辨证为瘀血,这是前提,是基础;其次是取擦法的温通作用达到活血止痛的目的;最后刺激量要够,达到"透热"才能产生治疗效果。

我刚写好这个故事,门诊又来了一位骶裂患者,这次是G博士治疗的,也是单用擦法,治疗后患者十分满意,连声说:"不痛了! 不痛了!"

050 | 教学相长，补充手法的空白地带

> 牵拉法不仅是一个安全、实用、有效的手法，在我的职业生涯中也是一个教学相长的典型实例。

早期在讲推拿治疗伤筋作用原理时总讲："推拿治疗伤筋的作用原理有三：第一舒筋通络，第二理筋整复，第三活血祛瘀、滑利关节。"然后逐条讲解。

讲到舒筋通络的三条直接原因时，前两条都可以举出相应的手法作说明：提高局部的温度如擦法；提高痛阈如点穴。

可在讲到第三条即"推拿可以使痉挛的肌纤维被拉长"时，我发现无手法可以举例。也曾翻看过笔记，也曾查阅一些参考书，都讲到此为止，无实例说明。

后来，我就在临床上试，看"拉长肌纤维"是否可以使被牵拉的肌肉放松、是否具有普遍性。一试成功，二试成功，反复试具有普遍性。查阅文献、联想体育课上或锻炼前的"热身"，也用的是"牵拉肌肉，使肌肉放松"这一原理。

再后来，我发现不仅牵拉肌肉可以放松，广为使用的牵拉坐骨神经可以松解椎间盘与神经根之间的粘连，缓解、治疗神经受压产生的麻木和疼痛。

再后来，我想神经根型颈椎病与腰椎间盘突出同为神经根受压，只不过受压的部位不一样。若能牵拉到臂丛，神经根型颈椎病的疗效一定能够提高。一试又成功了。

再后来，我把牵拉法进行了理论总结，写入了我的讲稿、写入了《按摩推拿学》教材。

再后来，我把牵拉法作为一个特定的手法，在研究生课程里列为一个专题讲座。

目前，牵拉肌肉的方法广为应用，迅速得到了普及。

专业提示

1. 牵拉法是使肌肉或神经根受牵拉的方法。

2. 牵拉法的动作要领：要根据肌肉、神经走行的方向决定牵拉动作。

3. 牵拉法的作用：缓解肌肉痉挛，放松肌肉，松解神经根与周围组织的粘连。

4. 牵拉法与拔伸法的区别

（1）作用部位不同：牵拉法作用于肌肉和神经，拔伸法作用于关节间隙、骨骼。

（2）作用不同：牵拉法的作用是缓解痉挛、放松肌肉、松解神经根周围的粘连，拔伸法的作用在于增加关节间隙。此外，拔伸法作为"骨伤科治疗第一法"还用于骨折、脱位的整复。

5. 腰背肌牵拉法：患者取仰卧位。医生站于侧方，使患者膝、髋关节极度屈曲对腰背肌进行牵拉，使患者腰背肌放松。

6. 臂丛神经牵拉法：患者取坐位。医生站于患侧后方，使患者肩关节上举、肘关节伸直、腕关节背伸，可牵拉臂丛神经，松解颈部神经根与周围组织的粘连。

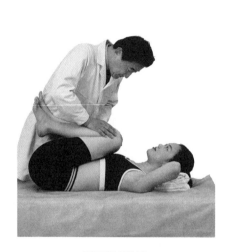
腰背肌牵拉法

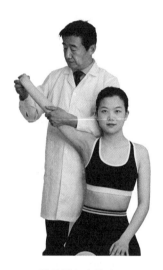
臂丛神经牵拉法

051 | "颈部摇法"治颈痛，有技巧

> "颈部摇法"是治疗颈痛和功能受限的有效手法，但要做好，还有许多技巧。

几年前门诊时，曾有一名实习生小声跟我说："老师，您给那个病人治吧，她知道我是实习生，我一给她做'颈部摇法'，她就说头晕，而上次您给她治，她什么也没说。"

我说:"好吧,我来给她治疗。"

患者诊断为神经根型颈椎病,治疗后,她满意地走了。

事后,我让实习生给我做"颈部摇法",我发现她的操作中有三个问题。

专业提示

1. 操作:患者取坐位,颈部放松。医生站在患者的侧后方,一手扶住患者的后枕部,另一手托住患者下颌,做缓慢的环旋摇动,并使患者颈部摇动的范围逐渐加大。

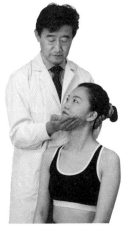

2. 要领

(1) 摇动的速度宜慢不宜快,以免引起患者头晕。

(2) 摇动的幅度不宜过大,仅在受限区域内摇动即可。

(3) 摇动的方向,以下颌作参照,应使下颌向下→向对侧→向上→向医生所站的方向摇动。

3. 作用:增加颈部运动范围。

4. 注意事项:①眩晕患者慎用;②操作时应嘱患者睁开双眼以免头晕。

颈部摇法

5. 对实习生动作的分析:实习生在治疗中患者产生头晕的原因有三,即没有做到动作要领中的(1)(2)和注意事项中的②。即:摇动的速度快;摇动的幅度大;摇动时没有嘱患者睁开双眼。这三点是最容易做错、最容易做得不到位、最容易被忽视的。

后来实习生重读教材,重新练习各要点,再给患者治疗时,患者都能欣然接受。

052 | 治疗落枕的手法

治疗落枕有许多手法。颈部侧扳法是其中精彩的一个。

治疗落枕有许多手法,"颈部侧扳法"是其中的一个。在学会"颈部侧扳法"

后,我立刻和Z医生交流。

我说:"最近我学了个手法,治疗颈部侧屈受限的,简单有效。来,我给你做一个。"我给Z医生做了一下,做的时候还边做边讲。

等我做完了,他说:"嗯,不错,没见过,我试试。"

Z医生在给我做时,"肘压肩""手钩颈""置头侧""侧屈""最大限度"一系列关键点做得都非常到位。可是在最后发力时,他连续发力,瞬间做了3次。我立刻感觉到颈痛难忍。

我知道颈部的肌肉拉伤了。虽然不是很重,但我立刻就明白了这个手法的关键点在哪儿。

从那以后,我在讲课时反复强调这个手法的几个关键点。

专业提示

1. 操作方法:以头向左侧屈受限为例。医生站在患者的右侧,以左肘压患者的右肩,左手从患者头后钩住患者的颈部,右手置于患者头侧。先使患者头向左侧屈至最大限度,然后瞬间用力,加大侧屈5°~10°,随即松手。

2. 站位要求:站于活动受限的对侧,即左侧屈受限,站右侧。

3. 固定要求:肘压肩、手钩颈、置头侧。

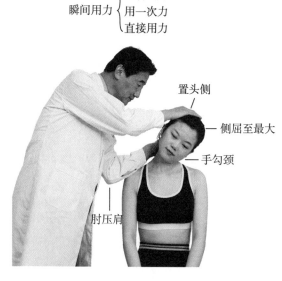

颈部侧扳法

4. 操作顺序：先侧屈，再加力。

5. 发力角度：侧屈至最大限度，也就是受限的角度、出现疼痛的角度。教学中我发现，这一点是学生最容易忽视的。

6. 发力要点：瞬间用力。瞬间的含义有三：①短暂用力；②用一次力；③直接用力。Z医生操作后之所以我感觉到痛，就是因为他连续用了3次力。教学中我发现，要将这三点连同上面的各要点同时做到，是有相当大难度的，绝大部分需要手把手教。

7. 侧屈的程度：加大侧屈5°~10°。

8. 主治要点：侧屈受限。

9. 特别提示：左侧屈受限时疼痛可来源于左右两侧。当颈部左侧屈受限且右侧疼痛时，可采用向左侧的颈部侧扳法。而当颈部左侧屈受限时，颈部左侧疼痛，多因关节损伤，不可用向左侧的颈部侧扳法。

10. 关于弹响音：本法无需有弹响音，虽然经常可以听到。

053 | 脚扭伤的致胜手法

脚崴了，有时会痛半年甚至一年。怎么办呢？请看"踝关节拔伸法"。

2012年秋天，一个周日的中午，在我们结束门诊、换好衣服、准备离开诊室时，一位30多岁的女士推门而入。

这位女士进来就问："大夫，我想问问您，还能给我看一眼吗？"

"您哪里不好呀？"我问。

"我的脚崴了有一年多了，就是不好。"

我问："当时骨折了吗？"

"没有。"

"一直疼吗？"

"大部分时间不是痛，活动也没事，"那位女士说，"可就是里面不得劲，总是别扭着。您就帮我看一眼就行。"

Y博士立刻说："老师，我来吧。"

我说："好！"

病人连声说："麻烦您了，麻烦您了。"

Y博士让患者坐在诊床上，仔细检查着，Y博士的师弟、师妹们在一旁认真地看着。确定没有大问题后，我对那位女士说："应该是里面有些粘连。"

"粘连？那还能好吗？"

"能好！"

Y博士说："老师我给她拔一下吧。"

因为Y博士被这个"拔一下"治好了踝关节的陈旧伤，也反复用过这个手法，而且还做得很稳，我就同意了。

Y博士迅速就坐，一手托足跟，一手握前足，轻做摇晃，在患者不注意时，迅速地做了个"踝关节拔伸"。就在动作结束的一瞬间，Y博士高兴地喊了一声："响了！"。

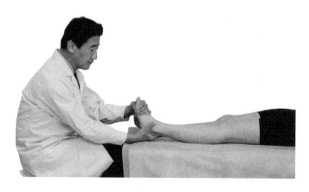

踝部拔伸法

师弟师妹们也说："听到了！听到了！"

紧接着，Y博士又对患者说："你下地活动活动。"

那位女士半信半疑："这就好了？"

"你试试看。"Y博士说。

那位女士迅速下地，穿上鞋，脚尖点地，摇摇踝关节，又抬起脚反复屈伸活动着她的伤脚。半信半疑的脸上慢慢地露出了笑容。"一年来我的脚从没有这么轻松过！"然后高兴地说，"谢谢！谢谢！谢谢！"

专业提示

1. 要领:踝关节拔伸法要迅速。

2. 作用:踝关节拔伸法治疗"踝关节陈旧性损伤之内有粘连者"疗效甚好。

3. 注意:沿小腿及踝关节的力线方向做拔伸。

第四篇

听故事 学临床

> 作为医生,一旦临证,宁心静气,全面分析,精心诊治,谨防误诊。

2015 年 6 月 2 日,结束了 20 天的休假旅游,我恢复了门诊。去诊室之前,我就嘱咐自己:"静心！静心！今天一定要安心看病,不要陶醉在异国美景之中。"

第一个病人是位女士,51 岁。她的弟弟陪她前来就诊。她的弟弟原来听过我的课,是一位西医检验医师,比较信任我的医术。

她弟弟说:"于老师,我姐姐腰腿痛,在 × 医院拍了片子,诊断是腰椎间盘突出,治疗效果不明显,想请您给看看。"

我说:"来,坐。腰痛腿痛？拍了片子？那我看看你的片子吧。"

片子插在观片灯上,打眼一看就看到了突出的部位和程度。

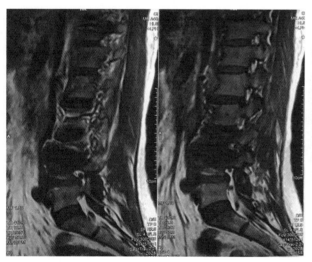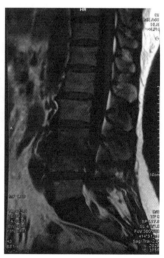

我认真地、仔细地、从头到尾看了各层面的片子。看了一半就发现腰 3、4 椎体有问题,应该是骨质破坏。我第一印象就是腰椎结核或肿瘤。

我问病人:"平时有没有咳嗽呀？"

"没有。"

"手心脚心热吗？"我说，"来，让我看看您的手。"

"不热。"病人说着就把手伸了过来。

我摸了一下病人的手心，也确实不热、不湿。"平时身上有没有觉得发热呀、发烧呀？"

病人说："发烧倒是没有，只是经常觉得燥得慌。"

我指给她弟弟看，说："你看这儿，骨质有破坏，不是单纯的椎间盘突出，应该再仔细检查一下。"

她弟弟说："行！我也是学医的，您这么一问，我姐这么一答，再一看片子，我就明白。"

一个多月后，她弟弟又来了一次，说他姐姐是"腰椎结核"，抗结核治疗后病情开始好转了。

专业提示

1. 不要只听患者的描述，要全面分析，因为我们是医生。

2. 现在许多骨结核、骨肿瘤的早期症状不像书上写得那样典型，一定要四诊、专业检查加影像检查，综合分析。

055 | **不是肘劳是肘痨**

> 劳与痨都是慢性的，但病因、病理、病机截然不同。请看一个将"肘痨"误诊为"肘劳"的真实病例。

有一个肘关节结核的病人。

他是一家三甲医院的院办主任，自己也是医生。因长时间用电脑、处理文件、做会议记录，出现右肘关节疼痛。于是去了理疗科。跟理疗师说是写文件"累"的，网上查了，说是"肘劳"，想做做理疗。通过理疗加休息，很快就好了。

又过了一段时间，他又"累"着了，疼痛、理疗、休息、缓解。几次"累"、几次疼痛、几次理疗,一来二去,好长时间过去了。

一天夜里,他的肘关节突然剧烈疼痛,联想到反复疼痛、突然加重,他知道肘关节可能有严重问题了。天一亮他就直奔放射科,X线片显示肱骨下端骨质破坏,并且已达关节面。系统检查后诊断为"肘关节结核"即"肘痨",而非"肘劳"。经抗结核治疗,结核虽愈,但右肘关节屈伸功能严重受限。

专业提示

1. 医生的认知也是有限的。本例病人,自己就是医生,但对自己的病情仍然缺乏充分的认识。

2. 不要轻信别人的诊断和对病因的猜测。本例病人,自己说是"累"的,理疗师也没有充分查体和辅助检查,导致了失治误治。

3. 常规知识不能解释时,一定要请专科医生检查。本例病人,只要找推拿、骨伤科医生检查一下,做伸肌腱牵拉试验、屈腕抗阻力试验,加上痛点就可以除外肱骨外上髁炎、内上髁炎(肘劳),非儿童可以除外牵拉肘,非外伤可以除外肘关节创伤性滑膜炎、骨折、脱位。专科医生自然会让他拍片检查。即使不能明确诊断,也会要求动态观察、随诊。

4. 劳与痨都是慢性的,但病因、病理、病机截然不同。莫把"痨"当"劳"。

疲劳	
劳损	劳 ≠ 痨
劳累	各种结核

056 | 皮肤有异常,局部禁按摩

当治疗局部皮肤有异常时,局部禁止按摩。

2008年,一位膝关节冷痛的患者,在治疗中膝关节周围皮肤过敏,未引起我足够的注意,结果过敏加重了。

那位患者因膝关节冷痛前来就诊。经检查,诊断为髌骨软化症,但她最想解决的是膝关节冰冷的感觉。冷到什么程度呢,用手摸住膝就能感觉到是凉的,而且越摸越凉。

常规手法治疗后,我准备给她用"火疗"。向她说明火疗的方法和作用后,她说她有点怕。我又反复跟她讲火疗祛寒的效果,十分适合她。她勉强同意了。

火疗中她还是很紧张,紧闭双眼,而且还用双手捂住双眼。火疗后我问她:"怎样呀,膝盖还那么凉吗?"

她半天才回过神来,"完了?挺好的。"

我又问:"烫吗?"

"没觉得有多烫。"她躺在床上先是把腿抬起,然后膝关节屈伸了几下,想了想,说:"不错,挺好的。"随即坐了起来,用手摸着膝盖,体会着,说"没那么凉了。"

隔了一天,她来做第二次治疗。进来后她笑着说:"上次治疗完特好,腿没那么凉了,不过,大夫,你别给我用火了,我还是有点怕。"我说:"行!一会我给你用别的办法,招多得是,一样能让你的膝盖发热。"推拿治疗后,我给她用了按摩乳,在局部做了推、捋、擦等手法。虽然热度远不及火疗,但局部变热还是非常明显的。

第三次来治疗时,她说:"大夫,我的腿痛、膝盖凉都好多了,不过,这次你也别给我用你那个药了,我好像有点过敏(其实对按摩乳过敏的人很少)。待会您帮我看看,是不是过敏?"治疗时,我先看了一下她的膝关节,确实是过敏,就在膝盖附近,虽然不是很多,但有散在的、小米粒似的、红色的皮疹。我问她:"身上别处还有吗?"她说:"没有。"这一次我仍然给她做了手法治疗,只不过没用按摩乳。

第四次来治疗时,她说:"大夫,我没忌口,吃了点儿油焖大虾,过敏更重了!"我先检查了一下她膝关节周围的皮疹,上次不是很多,这次挺多的;上次是散的,这次已经较密了;上次是小米粒似的,这次是大米似的;上次是红的,这次更红了。我说:"你的过敏加重了,别吃海鲜、羊肉等发物,最好吃点抗过敏的药吧。"她问:"那还能揉吗?"我想:过敏加重是吃油焖大虾引起的,又不是按摩引起的,况且上次我没再用按摩乳。但我还是说:"揉不揉都可以。"病人说:"反正我都来了,就揉揉吧。"于是,我还是按常规的方法给她做了手法治疗。

第五次也应是隔一天来,但她没来。又隔了一天,她来了。进来后她就说:"大夫,我不揉了,我的过敏更重了。"我一看,她的膝盖周围已经没有什么正常皮肤了,几乎全是红色的皮疹。我说:"你赶快去皮肤科看看吧,吃点药,打一针。"病人临走时还真心地说了声"谢谢"。

专业提示

1. 此例患者因按摩乳引起过敏。

2. 患者第 3 次来治疗时就应暂停手法,但没有引起我的注意。第 4 次来治疗时明显是过敏加重了,虽与吃发物有关,但只是诱因。但不管什么原因,都应暂停局部手法治疗。

3. 两年前我曾经有过一次较重的过敏经历,医生反复告诉我"不要挠"。但当过敏好些后,我还是偷偷地试了试。我找了一块皮疹不太重的部位,按住皮疹揉了会。没一会儿,那个部位就奇痒无比。我用亲身经历证明了,过敏的地方不能揉!

4. 治疗区域皮肤有异常时(包括皮肤破损、痈、疖子、瘊子、过敏等)均禁用手法治疗。

057 | 当推拿面临有出血倾向时

推拿治疗时,有时会遇到有出血倾向的患者。有何办法呢? 应区别对待。

在我工作的早期,Z 老师来门诊做过一段时间的治疗。

Z 老师是全国优秀教师,有着一副慈祥的面孔,和蔼可亲。她跟我说:"小于呀,我脖子痛,手麻,是颈椎病,你能不能给我揉一揉、治一治呀?"

"没问题呀!"我赶紧让 Z 老师坐好,开始给她治疗。

颈椎病、肌肉紧,放松一下颈肩部肌肉;针对痛点做一些"定点清除"的活血手法;手麻就要点穴通经了。

治疗后,我问Z老师:"您觉得怎么样啊?"

"太好了,脖子马上就松开了,手麻也好多了。"

"那您有时间了就来治疗吧。"我跟Z老师说了门诊时间,又说了一些注意事项,Z老师高兴地走了。

隔了一天,Z老师又来治疗了。

我问:"Z老师,上次治疗完怎么样呀?"

"上次治疗完可好啦!手麻、脖子痛都好多了,想再巩固一下。"Z老师微笑着说,"不过,我忘了告诉你了,我血小板少,你给我点过穴的地方,都是紫点儿。"

说着Z老师把袖子往上拉了拉,我一看,还真是的,手三里、外关、合谷、后溪穴处都有一些小的瘀斑。我再看她的颈肩部,肩中俞、肩外俞的地方也有一些紫色的瘀斑。

我赶紧问:"Z老师,您有什么不舒服吗?"

Z老师说:"没事、没事的,是我的问题,不是你的问题。我要是磕哪儿一下,碰哪儿一下,都会紫,没事的。"

后来,我再给Z老师治疗时,就没再用那些点穴、点揉之类局部重刺激的手法。虽然疗效慢了些,但没再出现瘀紫。

(专业提示)

1. 有出血倾向的患者很多。

2. 血小板少仅是其中一种。遇到此种情况,减少点状强刺激(如点、点揉、一指禅推法等)即可。

3. 女性患者、腰骶部疾患者(如腰椎间盘突出症)在接受腰骶部治疗过程中,部分会出现月经量多、经期时间延长。此时只要暂停手法治疗,待月经结束后再治疗即可。

4. 对于胃十二指肠溃疡出血、脑出血患者,在出血期应审慎治疗、综合治疗。

058 | 面对患者的考验，该如何应对

面对患者的考验，唯一应对的方法就是提前做好专业知识的储备。

刚做医生时，经常会遇到病人不信任，甚至病人要先考考你的情况；通过考试、取得病人信任后，他（她）才会让你试着给他（她）治疗。这种现象应该说是很正常的，因为谁都想找个好医生、有经验的医生为自己治疗。

1992年3月，曾有一位老者带着一位女士来诊。女士称那位男士老者为姨夫，她来自温州。两人是一起进诊室的。男士先是上下打量了我一番，多少有些不信任。也难怪，当时我才工作不到3年。

我问："谁看呀？"

女士说："我看。"

"怎么不好呀？"

女士刚要回答时被男士拦下了，"先让他看看片子。"男士说。

我拿着片子一看，是腰椎滑脱，我就对他俩说："那这样，您二位先坐在边上，我给进修医生讲讲这个片子。"

他们二人没多说什么，就坐在了旁边。我把当时在场的几名进修医生叫了过来，开始给他们讲这张片子。从病因到发病，从可能出现的症状到分类，从读片要点到治疗方案，从保守治疗到手术治疗，从手法的适应证到手法的危险性。足足讲了20多分钟。

讲的过程中我就发现他俩越听越往前凑，越凑越靠前，越听越点头。等我讲完了，患者和家属都挤到我们进修医生的中间了。

我看了一眼那位男士，对女病人说："来，说说吧，看我讲对了多少，有多少一样、有多少不一样的？您还想了解哪些内容？"

没等女病人开口，男士就说："您说的和 × 医院差不多。"

"差不多的就不用说了，说得不一样的一定是他们说错了。"我笑着、开玩笑地说着（真是开玩笑的语调）。

男士说："对对对！您快给这孩子治疗吧，我们就在您这治。我们不想手术，总觉得还没到非要手术的地步。"

后来那个病人在我这里预约了 10 次，治疗了 9 次。她说："家里有事，得回去了。我好多了，剩 1 次以后来北京再治。"

专业提示

1. 腰椎滑脱分为真性滑脱和假性滑脱。真性滑脱提示峡部裂，假性滑脱提示椎间盘退变。

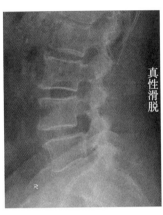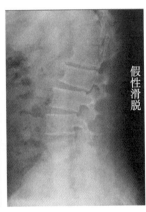

2. 除腰痛外，腰椎滑脱最多表现为椎管狭窄。

3. 腰部手法治疗的重点在于舒筋、通经。针对腰痛，局部的舒筋手法更为重要。针对椎管狭窄，下肢的通经点穴更为重要。但不建议做腰部摇、按、扳、背、拔伸等手法，尤其是力度很重的手法。这就是为什么说手法治疗腰痛也有"危险地带"的原因。

4. 指导患者进行有针对性的腰部功能锻炼，加强腰背肌肉力量、调整腰椎曲度对于患者改善症状十分必要。

5. 腰椎滑脱可以不手术吗？我认为不一定都需要手术。我曾治疗一例腰椎滑脱 Ⅱ 度的患者，他能生活自理，能正常工作，除了有慢性腰痛外，没有任何症状。这也是为什么许多腰椎滑脱的患者到了 Ⅰ、Ⅱ 度时才前来就诊的原因。

059 | 颈椎错位致周天不通

> 颈椎寰枢关节错位的症状真是千差万别,有剧烈疼痛的,有说堵的,有不能转头的。

一位患者前来就诊。我问:"哪儿不舒服呀?"

病人说:"没什么不舒服。"

我一愣,"那我能给你解决点什么问题呢?"

"您帮我看看脖子。"

"脖子怎么了,痛吗?"

"不痛,但总是感觉气聚在脖子这儿,就是不往上走。"说着,病人指了指颈部(准确说是风池的部位)。

"那我给你检查检查,看颈椎有没有什么问题,如何?"

病人高兴地点了点头,说:"就是因为气老是聚在这儿,我就觉得这儿有问题,所以才来找您的。"

检查后发现,他的寰枢椎两侧有轻度的压痛,旋转不对称,其他没什么问题。

"你的寰枢椎有点问题,但问题不大,可以调整一下。"

病人说:"那您还是帮我调整一下吧。我来这就是想让大夫帮我治疗一下。"

于是我给他做了颈椎定位旋转扳法。具体说就是定位于寰枢椎,扳的幅度很小,弹响音也很清脆。扳后我问他感觉如何,他左右扭了扭头,说:"特别轻松。"

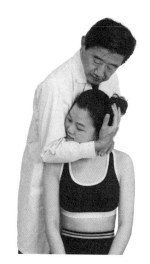

颈椎定位旋转扳法

专业提示

1. 通常认为寰枢椎半脱位会很痛,其实不然。临床中急性寰枢椎半脱位会很痛,而慢性的(这个说法不是很准,只是与急性相区别)并没有明确急性发作的病史,多为不痛或微痛或有些不舒服的感觉,左右旋转不对称(这一点需要专业医生来检查确定),X 线片大部分属正常。大部分患者不需治疗。

2. 当患者感觉到局部有疼痛,或有紧、僵、堵等各种不舒服的感觉时,且患者寻求治疗,可以做颈椎调整手法。效果与原始症状成正比,即就诊时症状越重,效果越明显。

3. 治疗后应嘱患者暂时不做颈部剧烈运动,夜间去枕平卧。

060 | 睡沙发导致了寰枢椎半脱位

> 病人已经很痛苦了,可病人对我说"就为这,我才同意多'吃'两次射线"。

一位中年男子,走进诊室时双手托着头,急促地说:"大夫大夫,救救我。"

我说:"坐,别着急,怎么了?"

"8 天前,我躺沙发上看电视,结果睡着了,醒了就觉得脖子痛。第二天按摩没管用,第三天蒸桑拿还是没管用,后来又是找人揉、又是贴膏药、又是拔罐,越治越痛,越治越重。"

我检查时发现病人头颈歪斜,颈项一点都不能动,颈肌僵硬,寰枢椎两侧压痛明显。

患者双手托头,这是颈椎结核、肿瘤等骨质破坏的常见临床表现。为了稳妥,我说服病人再坚持一下,去拍个片子,除外颈椎骨病。

片子很快就拍好了。张口位片显示头颈歪斜、寰轴线和齿轴线不重合,寰轴线不垂直平分寰底线。侧位片显示颈椎曲度直。张口及侧位片都未见到骨质破坏。至此,可以诊断为寰枢椎半脱位。

但是侧位片还有一个表现,就是寰椎后弓显示不清晰,我有些拿不准,就把片子拿给主任看,请主任给些建议。主任看了看,说:"可能是寰枕融合,先不要做大手法,等疼痛缓解后再仔细检查、确诊。"

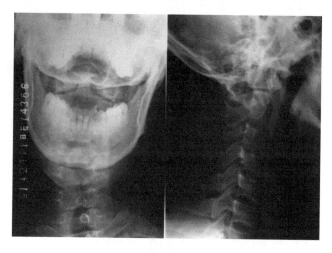

整复前

我回到自己的诊室,开始给病人治疗。我给病人揉了20分钟,尝试了很多手法,想通过这些普通手法解决问题。可是20分钟的治疗,并没见到明显的疗效。无奈我又给他揉了10多分钟。揉的过程中我问他:"以前你的颈椎好吗?能转头吗?"

他说:"以前一点问题都没有,就是这次睡沙发睡的。"

我心想,也不会睡一觉就寰枕融合了吧。而且寰枢椎半脱位的诊断是能够成立的。我就下决心给他做复位。向患者说明我的想法,希望他尽量放松,配合我以便完成复位。患者同意了,也做了最大程度的配合,可是坐位整复没有成功。其原因有二:一是疼痛没有缓解,肌肉太紧张,根本就放松不了;二是当时我的手法还不够纯熟。

于是我让他躺在床上做复位手法。这次他很配合,复位很顺利,一次成功。一看表,我给这个病人治疗了40分钟。

整复后,他的症状明显缓解。用病人的话说至少好了90%。他很高兴,我也很高兴。我想:X线片能不能有改变呢?我跟病人商量:"你能不能再拍一张片子,看是否完全复位了。"

病人说:"就冲你刚才那么认真地给我治,治了那么长时间,拍片不就是再'吃'点儿射线吗,没问题!"

下面这张就是整复后的X线片。虽然大部分表现同整复前,但病人头颈歪斜有所缓解,寰椎后弓清晰地显示了出来。

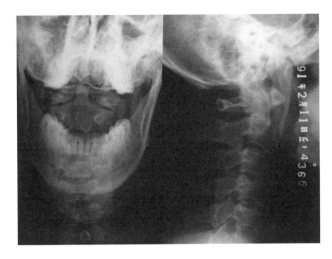

整复后

病人说:"我都能看出来这两张片子不一样。"

我说:"你的寰枢椎与常人的有些不一样,也许是正常的,也许是还没有完全复位。如果可以,7 天后您再来复查一次吧。这期间不要做剧烈运动。"

10 天后病人来了,颈部疼痛完全消失,头颈正直,活动自如,我建议他再拍一次片子,他二话没说,同意再"吃"一次射线。复查的 X 线片如下。可以看出颈椎不歪了,曲度也好了。但寰轴、齿轴线的关系仍与常人不一样。

为了表达对我的感谢,他一直等到我处理完上午所有的病人,中午非要请

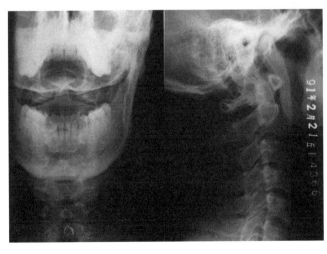

复查

我吃饭,当我婉言谢绝时,他说:"吃饭不重要,重要的是要和你聊一会。"

吃饭的过程中,他说:"那8天里,我找了好几个医生,都是二下、三下,就把我打发走了。分诊的护士把我分给你时,开始时看你那么年轻,说心里话有点不信任。但痛的没办法了,只能硬着头皮让你治疗。没想到,唯独你认认真真给我看了那么长时间。"

他还说:"我看到了,别的大夫都看完好几个了,可你还是在力争给我一次看好。就为这,我才同意多'吃'两次射线!"

在我的课堂上,在门诊带教中,我多次提起:我们技术可以不够高,经验可以不够多,可以给病人治不好,但绝不能对病人不好,绝不能不负责任。

(专业提示)

1. 急性寰枢椎半脱位一定要及时整复。

2. 仰卧位和坐位相比,患者的肌肉更容易放松,整复成功的几率会更高。

3. 本故事患者寰枢椎半脱位的诊断确实存在。该病X线片大多会有表现。建议整复前后一定要拍片对比。

4. 态度比医术更重要。

061 颈部扳法治疗吞咽痛

> 有一种吞咽痛是颈椎错位引起的,有一个穴位可以应急,有一个手法可以解决。

曾治疗过几例"一咽东西疼痛就从颈后窜至太阳穴处"的病人。第一例是在我毕业实习时的病例。

患者因脊髓型颈椎病而住院。她对我说:"这两天我出现了一个新的症状,就是一咽东西,疼痛就从脖子这儿窜到这儿。"说着她用手从右侧颈后到右侧

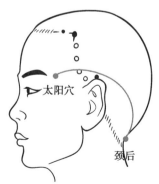

太阳穴处比划着，"太痛了，不敢喝水吃饭。"

我看了她的病历，得知她是因 C5~6 椎间盘突出压迫脊髓，走路困难而住院治疗。刻下她的痛点在 C3 两侧，并且疼痛就是从 C3 开始窜至太阳穴；棘突偏右，两侧不对称，左侧隆起，右侧凹陷（我印象中治过的病例都是右侧痛）。

第一次我按要求给她治疗了 20 分钟，一指禅推法、揉法、摇法、拔伸法都用了，可是没效。我心想：没效没关系，明天再治。病人也说："没关系，明天再治。我的病比别人的重，不好治。"

治疗后我想，她的 C3 歪着，如不整复，症状是不会缓解的。但整复是有风险的。明天怎么治呢？加上点穴吧，点合谷吧，因为合谷可以止痛，且四总穴里说"面口合谷收"。

第二天早上我先去了病房，问病人："感觉如何？"病人说："还那样。"我说："没关系，一会交班结束，写完病历，第一个我就给您治。"第二次治疗，除了常规手法外，我还给她做了点穴，也让她配合做吞咽动作。可是依然没效，我有些泄气。病人反倒安慰我："没事，明天再继续治疗，哪儿能一下两下就好呢。"我对病人说："今天我再想想，看看还有什么好办法。"

这一天我反复想着以下四个问题：

① C3 歪着，如不复位，症状是不会消失的。

② 脊髓型颈椎病，属扳法禁忌。

③ 病人是 C5-6 椎间盘突出，如果定位在 C3 做扳法，不扳 C5，理论上应该没事。

④ 希望她今天运动或睡觉时能自动复位。

这四个问题反复在我脑海里出现。想来想去，如果明天患者症状不缓解，就必须用扳法了。

第三天一大早，我还是先到病房，病人告诉我："还是痛、还是窜。"我说："没关系，今天我一定把这个症状给您解决掉。"第三次治疗我多用了一倍的时间，还是寄希望于能用普通手法解决问题，不去冒扳法的风险，但没有成功。治疗过程中我反复盘算着：C3 错位、C5-6 受压、定位 C3、扳法要轻巧、不求有功但求无过。40 分钟的治疗结束时，症状依旧，毫无缓解。我下定决心：用扳法。在定位准确后，我只轻轻一扳，就听到了从 C3 处发出的弹响音。见效了！病人说："不痛了！不窜了！"

这个病例改变了我的专业方向,使我在毕业留校时选择了推拿。原因并不复杂,我要用我的专业回报病人对我的信任。

(专业)(提示)

1. 有错位一定要整复。

2. 做骨伤、做推拿,要胆大、心细、术精、心慈。

062 | 脊髓型颈椎病患者的精彩描述

一个病例让您记住脊髓型颈椎病的发病特点;一张解剖图让您理解此病的发病顺序。

患者对于自己病症的描述方式是多种多样的,有些描述得清楚,有些描述得生动,有些描述得有条有理。请看下面这位患者对于自己病情的精彩描述。

在我的印象中,能把自己的病情描述得如此生动传神的,他堪称第一。所以每次上课讲到脊髓型颈椎病时,我都以此作为典型病例讲给我的学生们听。

这是位20世纪90年代初就诊的病人,我们就称他为Q先生吧,当时他42岁,从事特种容器压力检验工作。

Q先生坐下后首先对我说:"大夫,西医说我颈椎间盘突出、脊髓受压了,要给我在脖子上做手术,还说不做手术我马上就会瘫。可我觉得脖子这么细,管下面所有东西的神经血管都从这儿过,万一手术没做好,我老婆、孩子谁管呀! 所以我不想做,想找中医看看。"

我问他:"您有什么症状呀? "

"大夫,我给你说说我的病啊。"于是Q先生开始了他的精彩描述。

"我这个人喜欢赛车,赛自行车啊。"他说,"这么说吧,我在大街上骑车,谁要是超过我,我就得追上他,跟他说:'咱哥俩赛赛'。"

"那和您的病有什么关系呀?"我问。

"几个月前,我发现跟别人赛车时,我总是赛不过别人,尤其是我那些手下败将。我就觉得我那个车的轴紧了,于是我就把车的前中后三个轴拆开,擦洗干净,上好油,重新组装上。我想这回他们再跟我赛车,他们就赢不了了。"

"结果呢?"

"结果还是不行。那些手下败将们都比我快。我想可能是那个车太旧了,我就下决心把我的车给卖了,然后花了 900 多买了辆新车。"(按当时的工资水平,900 元是我 4 个多月的工资。)

"这下赢了吗?"

"别提了,还是不成,还是没赢。一来二去,我发现赛车赛不过人家,怎么上楼时腿也没劲呀,怎么脚还有点麻呀。别有什么别的问题,我就去医院了。医生给我检查了腰和腿,说我没毛病,建议我休息两周。"

"那你休息了吗?"

"您听我说呀。我给我们家装修,铺地,铺那种地板砖,就是那种方块的、塑料的,往地上涂上胶,然后把地砖放上,再用滚子滚压的那种。"他说着,比划着。"干了一天,第二天可不得了了,不光脚麻,手也麻了。这下可把我吓坏了,我想八成要瘫痪。我又到医院去了,这回医生检查得也仔细了,让我做了 CT。CT 结果一出来,大夫说我是骨刺压了颈椎脊髓,得做手术,要不就得瘫。"

"那您现在有什么症状呀?"

"现在,手、脚、身上都不得劲。"

Q 先生继续说:"我先说这个脚。脚不得劲,腿软,走路没劲;深一脚浅一脚的,跟走夜路似的;脚迈出去不知道搁哪儿了,脚底下拌蒜,跟喝醉了似的。我这个脚右边重,左边还好。晚上就想用热水烫烫。一盆水放这儿,怪了,右脚能下去,不觉得烫,左脚就下不去,觉得特别烫。"

"那手和胳膊有什么问题吗?"

Q 先生继续着他的精彩描述:"这手没劲,手指都是木的。于大夫,您知道什么是木吗? 就是,手指上好像长了厚厚一层老茧似的。端热水杯也是右手不觉得烫,左手烫得不得了。到食堂买饭,给人家粮票、钱票时得用眼睛看着,要不然用手捻不开食堂的粮票、钱票。数钱时也是,手是木的,数不清有多少张。那天人家给了我一张电影票,转眼我就找不到了。我翻箱倒柜,裤兜摸了,抽屉里看了,书包里找了,就是找不着。最后我把裤兜拉出来,发现电影票就在里面。”

“那您身上有什么不舒服吗？”

Q先生十指张开,上下不停地按着胸、腹,说:“这里面都没感觉,都是木的,透不过气来。于大夫,您有粗针吗？一会儿给我用粗针扎,治疗时您给我多使点劲儿。”

故事讲完了,下面我们做一个专业提示。

专业提示

1. 脊髓型颈椎病典型的发病特点就是先有下肢症状,再有躯干症状,最后出现上肢症状(当然有些并不这么典型)。本例患者先出现下肢无力、麻木,后因装修劳累症状突然加重,并且出现上肢和躯干症状。符合典型的脊髓受压的临床表现。

2. 症状出现的顺序与脊髓的解剖有关,请见下图。从图中可以看出支配下肢的纤维分布于外,所以受压的症状先出现在下肢。而支配躯干和上肢的纤维在内,所以上肢症状出现较晚。

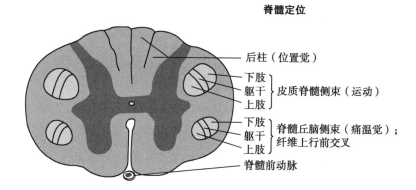

脊髓定位

3. 症状涉及浅感觉、本体感觉、运动三大方面。本例患者下肢温度觉下降,故出现一脚能放于热水中,另一脚不能放入的现象;本体感觉下降,故觉得“走夜路似的、深一脚浅一脚、像喝醉了似的”;运动能力下降,所以才有赛车赛不过

"手下败将",才出现修车、卖车、买车的精彩描述,随着病情的加重慢慢注意到上楼腿无力。上肢感觉减退,故有数不清钱、找不到电影票、一手拿杯子而不知热。因躯干肌肉无力而出现胸闷,因感觉下降而希望我用粗针扎、用力揉的精彩描述。

4. 患者对于症状的描述与教科书通常是不一致的,这一现象通常说成"病人不会按照教科书得病"。我个人体会病人对自己症状描述得清晰与否,除大家共识的因素外,还与很多自身因素有很大关系,如:患者的语言表达能力、文学素养、对症状的忍受程度、对不同部位症状的关注度、对于以往症状和病因的重视程度、就诊时的体力和精神是否充沛,等等。因此医生要不断总结病人对于同一疾病的不同描述方式,便于临床中快速地把握住、察觉到、听出真正的主诉。

063 | 什么样的眩晕是椎动脉型颈椎病

> 眩晕的原因有多种,表现各不相同。椎动脉型颈椎病的眩晕特点是什么呢?

眩晕患者甲说:"快过春节了,我在家打扫房间,擦玻璃时头随着手左右摆动,突然就晕了起来,一下就从凳子上摔了下来。家里人给我叫了救护车,把我送到医院,头上缝了 5 针……"

眩晕患者乙说:"那天我洗衣服,洗完往绳子上挂衣服、晾衣服时突然就晕了起来。"

眩晕患者丙说:"我们见面打招呼时喜欢点头致意。我这个人就不敢点头,只要一点头,就头晕。"

眩晕患者丁说:"我不能向左侧躺,只要向左侧躺就头晕,向右边躺就没事。"

眩晕患者戊说:"我不能快速转头、连续转头,快速地转头就会头晕。比如,我平时做一家三口人的饭,没事。若是家里来的人多了,想多做两个菜,我在厨房里转来转去，一会就天旋地转的。"

等等。

专业提示

1. 概念："眩晕"是因机体对空间定位障碍而产生的一种运动性或位置性错觉，人们常表述为"天旋地转"。其中"天旋"是指睁眼时看着天在转，"地转"是指闭眼时觉得大地在转、自己在转。

2. 病因：眩晕的原因很多，椎基底动脉供血不足、高血压、低血糖、梅尼埃病、听神经瘤、眼源性疾病、醉酒等原因均可引起。

3. 解剖：椎动脉为锁骨下动脉的第一个分支，有时来自主动脉弓或无名动脉。一般左侧椎动脉大，右侧小。椎动脉分四段，即颈部、椎管部、头下部、颅内部。椎动脉进入颅腔后从枕骨大孔向上绕到延髓偏内侧上行，在桥脑下缘两侧汇合形成基底动脉。颅内的分支有椎动脉的终末部、脊髓前动脉、小脑下后动脉、脊髓后动脉、内耳动脉。从解剖角度来说，现在有学者认为，"椎动脉供血不足引起眩晕"的立论不一定能够成立。

4. 特点：目前将椎动脉型颈椎病的眩晕称为"颈性眩晕"，其特点是眩晕与头部运动有关，即头在特殊角度时出现眩晕。眩晕呈发作性、旋转性、浮动性、摇晃性，或下肢发软站立不稳，或有地面倾斜、地面移动等感觉。

5. 椎动脉型颈椎病的眩晕最常伴的症状是耳鸣、恶心、呕吐、猝倒（意识清楚）、头痛等。从上述患者的描述来看，眩晕的共性是头在特殊位置上出现，意识清楚（对于整个过程描述得非常清楚）。

6. 治疗：推拿治疗椎动脉型颈椎病时，在上颈段的治疗力量不要太大，以免引起头晕。

7. 疗效：绝大部分患者推拿治疗效果满意。

8. 禁忌：对于椎动脉型颈椎病患者，特别是钩椎关节燕式增生者应慎用扳法、摇法。

9. 医嘱：为保证安全，应嘱患者在有症状或眩晕频发时休息，特别要避免从事危险职业，如：驾驶、高空作业、电作业、水下作业等。

眩晕与短暂性脑缺血发作

在诊断眩晕时,要注意患者的意识是否清楚。

在骨科时曾接诊这样一位患者。

这位患者是从急诊转过来的,诊断为腰椎压缩骨折。带她来的是本院的一名护士,是患者的女儿。

这位护士说:"这是我妈,我是 × 科的,我们就住后面的家属楼。"

我问:"大妈,怎么,摔了?"

患者说:"我下午睡醒觉,想出去买点菜,准备做晚饭。可刚走出去没多远,就摔了,醒来就在急诊了。我跟急诊大夫说,我女儿是谁谁谁,他们就把我女儿叫来了。完后我说,我腰痛,大夫们就给我拍了片子,说骨折了。这不,就找您来了。"

这时患者的女儿把片子递给我,我一看确实是腰椎压缩骨折。

至此,"腰椎压缩骨折"的诊断明确,可以按骨折常规处理了。可我无意之中问了一句:"怎么摔的呢?"

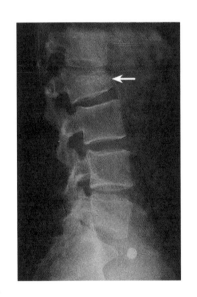

患者说:"我也不知道怎么摔的。"

就这一句"我也不知道怎么摔的"顿时引起了我的高度注意。

我追问了一句:"大妈,您是摔糊涂了?还是先糊涂后摔的?"

"我也不知道怎么摔的。"患者又说了一遍。显然,是先失去意识后摔倒的。医学术语应是"意识不清"。

"您平时血压怎样?"我又问。

"平时血压就高。"

我赶紧给患者做了病理征检查,霍夫曼征、巴宾斯基征全是阳性。联想到患者眩晕、摔倒、意识不清、不久就醒来、既往有高血压病史、病理征阳性,我初步考虑为短暂性脑缺血发作(TIA)。

于是我对患者和她的女儿说:"您的腰椎压缩骨折没太大事,1 个月内少下地,3 个月内少弯腰,半年内少负重,就能长好。"接着我又说,"可是您的脑血管有点问题,到神经内科看一下吧。"

患者和她的女儿连连点头,说:"好!好!好!"

患者到神经内科后就被收住院了,神经内科的医生说我的诊断是对的。因为就诊及时,患者的病得到了有效控制,症状很快就缓解了。

专业提示

1. 症状区别:当患者出现"眩晕、猝倒、意识清楚、既往有颈椎不适"时,可首先考虑椎动脉型颈椎病。当患者出现"眩晕、猝倒、短暂意识不清、既往有高血压病史"时,应首先考虑短暂性脑缺血发作(TIA)。

2. 好发人群:椎动脉型颈椎病好发于中青年人,腰椎压缩骨折好发于臀部着地的外伤病人、老年人、骨质疏松病人。

3. 友情提示:一旦临证,务必谨慎,全面检查,避免漏诊、防止误诊。

065 | 颈部端提法调两轴的旋转

> 急性颈痛,因关节错位引起时,颈椎端提法是不二的选择。

曾因工作原因停诊一年半。

2010 年 12 月恢复门诊的那天,分诊的护士见了我说:"于老师,您开始出诊了?正好这儿有个病人,怎么治都不好,病人不走,您快给看看吧。"

患者保持着"头部向前冲、手托着头"的姿势,经过四诊、专业检查后,我发现这个病人其实是落枕。说到检查结果,除了颈部剧烈疼痛、肌肉异常僵硬、运动功能严重受限、头部向前冲、手托着头以外,几乎没有查到其他有价值的阳性体征。

因为疼痛难忍，患者坐在那里非常紧张，对于我的每个检查、每个动作都保持高度警觉。毕竟经过几个医生的治疗了，已经对各种刺激、治疗方法失去信心了，只是因为疼痛难忍，又不得不寻求医生帮助。我先给她点穴，点了2~3分钟，效果不明显。凭我的临床经验，这样的疼痛，点穴是解决不了的。况且，如果点穴能好，别的医生治疗后她早就好转了。

我又问患者："上一位接诊的医生给你调整过颈椎吗？就是用力转你脖子的那种。"

"没有，我的头根本就动不了。"

我想之所以没治好，一定是颈椎错位了，错位的颈椎一定是没有得到调整。想到此，我决定要整复她的颈椎椎间关节。

于是我下决心要给她做一个"颈部端提法"。

"来，坐好，对，放松，没事的，不疼，放心吧。"我反复叮嘱着患者，尽量让她放松，因为她越放松，手法成功的几率就越高。"来，两腿伸出去，手放腿上"。

病人说："大夫，你要干吗？你可轻点儿啊。"

"没事，我就是给你检查一下，放心吧，不会痛的。"

"你可轻点儿啊。"患者表现出一百个不放心。

"没事的，放松吧。"我继续安慰着她。说着，我用肘部夹住了她的下颌，另一手托住她的后枕部。就在接触到她、夹住她头部的那一刹那，我迅速向上用了一下力，只听从她的颈部发出了一串清脆的弹响音。然后我迅速把她松开，我的心也"放回了肚子里"。

就在我松开她的同时，她"腾"地站了起来，大喊一声："你用那么大的劲干什么？"

我赶紧给她赔了个笑脸，问她："现在感觉怎么样？"

她先轻轻地晃了晃头，手摸了摸脖子，然后紧锁的眉头舒展开了，脸上露出了一丝笑容，说："啊，好多了，不那么痛了！"说着不断地加大头部运动的范围。

专业提示

1. 共识、问题与答案：共识是颈椎沿纵轴旋转（棘突偏歪）用颈椎定位旋转扳法调整。问题是"颈椎沿冠状轴、矢状轴的旋转用什么手法调整"？答案是"颈椎端提法"。

2. 操作提示:患者坐于低凳上,两腿向前伸直,两手置于大腿上。医生站于患者侧后方,一手托后枕部,另一肘夹住患者的下颌,先缓慢向上拔伸,并维持一定牵引力,待患者颈部相对放松时,瞬间向上用力,拔伸患者颈部。

3. 作用提示:增加椎间隙,纠正颈椎沿冠状轴和矢状轴上的旋转。

4. 手法源流:清宫御医夏锡伍所创。

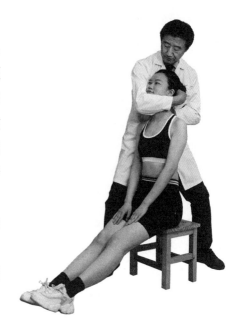

颈部端提法

066 | 看似颈椎病,实为肺癌

> 症状相同,诊断却不同,治疗就更不一样了。本篇故事讲的病例看似颈椎病,实为肺癌。所以医者、患者均当谨慎。

多年前,一次门诊时,进来一位老者和一位 40 多岁的中年男士。老者的精神状态看起来不是很好。

中年男士说:"大夫,您给我爸爸揉揉胳膊吧,他左胳膊麻痛。"

我说:"好,我先给他仔细检查一下吧。"

我想:既然是胳膊麻痛,那很可能是颈椎病。于是我问:"您脖子疼吗?"

老者无精打采地摇了摇头。

我站起来,走到老者的身后,嘱老者活动他的颈部。还好,运动功能正常。

我开始用拇指按压他的颈部,试图找到颈部痛点以支持我的第一印象——神经根型颈椎病。结果没有找到任何痛点。

我给他做后伸位椎间孔挤压试验、后伸侧屈位椎间孔挤压试验、臂丛牵拉试验，均为阴性。

我对中年男士说："您父亲不太像颈椎病呀，还有别的病吗？"

中年男士说："大夫您问那么多干什么呀？您给他揉揉就行。"说完冲我努了一下嘴，示意我尽管治疗，不用想那么多。

我立刻明白了中年男士的一片孝心，知道他有难言之隐。于是就开始了"治疗"。与其说是治疗，不如说是安慰性的保健手法。

治疗后，我让老人先坐在外面等，我问中年男士："您父亲的病是？"

中年男士说："大夫，跟您说实话吧，我父亲是肺癌，医生说他是肺尖部的肿瘤，太大了，压迫神经，发现得太晚了，不能手术了。来带他按摩，就是想让他舒服一些，别那么痛。"

专业提示

1. 神经根型颈椎病必须有颈肩部的不适。如果只有上肢的麻木疼痛，不能首先考虑颈椎病。

2. 颈部压痛也是诊断神经根型颈椎病的必要条件。压痛点代表着损伤点，代表着病变部位。这个病人颈部没有压痛点，表明他的病位不在颈椎。

3. 专科检查是诊断伤科疾病的关键。在诊断神经根型颈椎病时，后伸位椎间孔挤压试验、后伸侧屈位椎间孔挤压试验、臂丛牵拉试验至少应该有一个阳性。在做这三个检查时，只要出现疼痛麻木，或疼痛麻木加重即为阳性，提示神

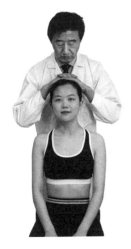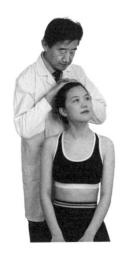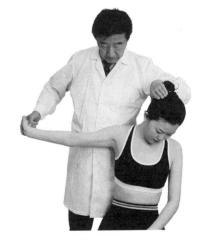

后伸位椎间孔挤压试验　　　后伸侧屈位椎间孔挤压试验　　　　　　臂丛牵拉试验

经根受压。但这个病人均为阴性，所以说明他不是颈椎病。

4. 在诊断时还要根据患者的年龄、职业做出判断。一般来说，长时间伏案工作者容易患颈椎病。从年龄上看，各年龄段都容易发生颈椎病。如初高中学生学业负担重、中青年人长时间使用电脑、老年人骨质增生和颈椎退变，都是引起颈椎病的重要原因。

067 | 这例背痛与心脏病无关

> 我治疗过这样一个病人，由于背痛就诊而确诊心脏病，植入支架后背痛仍不缓解，其实他的背痛不是心脏病引起的，而是棘上韧带损伤。

2015年1月的一天，门诊来了一位60岁左右的男士，他进来时，有两点给我印象很深，第一就是表情凝重，第二就是有些驼背。他的表情告诉我：他的病应该较重。

详细询问病史后得知，他背痛有一段时间了。起初，疼痛是间断的，他没太在意。后来，疼痛变成持续性的，且越来越重。经别人提示，他去医院检查了心脏，很快就放了支架。

可是放了支架，背痛仍然没有缓解。

这下，他的心理负担就更重了，认为病好不了了。于是，茶不思，饭不香，寝不安，睡不稳，背痛越来越重，精神负担也越来越大。

我问他："怎么想起来看中医了？"

"支架也放了，药也吃了，没管用，背痛依旧。"他有气无力地说，"听别人介绍，按摩可以治疗腰背痛，所以想试试按摩。"

我说："不能说放支架、吃药没用。支架和药物是解决您心脏问题的，背痛应该是另外一个病。来，我给您查一查。"

经过我一番检查，他的背痛位于背部正中，T7~10水平的疼痛，别的没有什么阳性体征。

"您的背痛是韧带的劳损,和骨头连接的部位有点劳损。揉一揉就能好。"我对他说。

第一次治疗结束,病人就放松了许多,脸上露出了微笑。经过 3 次治疗,疗效非常满意。

专业提示

1. 棘上韧带劳损、棘突炎主要症状和体征就是脊柱正中疼痛、压痛。疼痛与呼吸无关,压痛在韧带层面或棘突层面。C7、T5~10、L1 是较多见的三个部位。

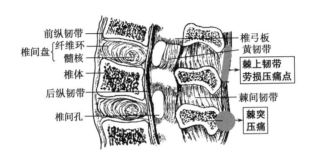

2. 无论棘上韧带劳损还是棘突炎,手法治疗效果都非常好。

3. 棘上韧带劳损、棘突炎的中医伤科辨证是典型的瘀血疼痛。因此要选用具有活血作用的手法。针对本病,局部的点揉、弹拨是最好的活血手法。

4. 点揉法、弹拨法在手法中不是什么"高大上"的手法,但就是这样的小手法,可以消除长期困扰患者的疼痛。

068 | **解决膀缝痛的两个手法**

解决膀缝痛只需两个手法,用时 1~2 分钟。

两周前一位病人来诊,主诉"膀缝痛"。

我问她："怎么弄的？"

她说："退休了，老在家待着，浑身难受。那天被邻居拉着去公园锻炼，刚抡了两下胳膊，就给揪了，痛得动不了。"

"那现在哪儿痛呀？"

"就是膀缝痛。"

"一共几天了？"

"三天了。"

我一看患者的脸色有些苍白，眉头紧锁，又问："胸口痛不痛？"

"不痛！"

我又摸了一下患者的脉搏，正常。

至此，根据病史，大体可以除外心绞痛的可能。经过检查，是左侧肩胛间区疼痛，压痛，有条索。实际上就是菱形肌痉挛。经过 5 分钟的治疗，疼痛缓解，患者的面色立刻就红润了，眉头也舒展了。

(专)(业)(提)(示)

1. 膀缝痛：在这里我指的是肩胛间区的疼痛，是伤科临床上十分常见的症状，一般称为"劳损"或"扭挫伤"。我个人觉得这两个病名对定性诊断很好，但定位诊断不够。

2. 膀缝分层解剖：在皮肤与皮下组织的深层，主要是斜方肌、菱形肌、竖脊肌群（颈最长肌、颈髂肋肌、胸髂肋肌、胸棘肌、胸最长肌）、肋椎关节和胸椎椎间关节。

3. 诊断：分为定位诊断和定性诊断。

（1）根据压痛的深浅、条索的深浅与走行、胸椎棘突正偏与间距，可做出定位诊断。个人经验如下：如果痛在肌肉层，不伴有吸气时疼痛，则定位于肌肉；如果有呼吸时疼痛，尤其是吸气末疼痛，则定位于肋椎关节或胸椎椎间关节。

（2）定性诊断需要根据损伤史和检查所得做出。

4. 手法治疗：拨法与胸椎提抖法是两个关键手法。

（1）病位在肌肉，辨证为筋强，也就是说只要触及条索，就需采用拨法，应手即可，条索消失即止，只需要 1~2 分钟的时间症状便可缓解（实际治疗时还应花一些时间做放松手法）。

膀缝

（2）病位在关节，辨证为骨乱，也就是说只要有吸气痛，就采用胸椎提抖法，弹响即效，"云散天晴"。

5. 注意事项

（1）病位在肌肉时，强调应手即可，条索消失即止。意思是不可竭力攻伐，倘若竭力攻伐，一定会有"后遗痛"，也就是手法造成的局部肿痛。

（2）病位在关节时，"松筋在先，整复在后"。虽整复手法有立竿见影之效，但还是要遵循"骨伤与筋伤"的基本原理，即"骨乱必伤筋"，故在此建议"松筋在先，整复在后"。

069 | 受凉对腰部的损伤

通过两个故事分享受凉对人体的伤害，从而解释"寒主收引""寒凝经脉"的含义。

故事一

大约 20 年前治疗了一例腰椎间盘突出患者，他的症状、病情并没有什么特殊的，只不过他"受凉"的形式始终是我讲课时最多讲到的。

他来看病时，30 岁不到，症状很典型，腰痛伴左侧下肢放射痛，压痛、叩痛伴放射痛，坐骨神经牵拉性试验阳性、压腹试验阳性、腱反射和肌力改变均支持腰椎间盘突出症的诊断。可是，当我问他有无损伤史时，他坚决否认。我再问他有无受凉史时，他也说没有。考虑诊断没问题，我也就没再追问，开始了治疗。

有一天，病人进了诊室就说："于大夫，我可明白你为什么总问我受凉了没有。今天我体会了一下什么叫受凉。"

我问："怎么了？

"我和我爱人带着孩子住一间平房，房子太小，没办法给孩子再放一张床。我们就把双人床往外挪了挪，靠墙的那边放了几块木板。爱人睡外面，孩子睡中间,我睡在靠墙的那边。"病人继续说,"今天早上我醒来,发现我的腰顶在了墙上,那个凉呀! 这种情况太多了。"

这是一幅很生活化的场景,也是腰部受凉的一个精彩描述。

故事二

1999 年 8 月初,我诊治的一个腰椎间盘突出病人的受凉史也是很典型、很有代表性的。

病人对我说:"十几天前,北京不是特别热吗(我印象中是 42℃),晚上实在是太热了,不吹着电扇就根本没办法在屋子里待着,更不要说睡觉了。我们就开着电扇睡。电扇吹哪儿出了问题——吹脸? 怕第二天嘴歪。吹肚子? 怕拉肚子。没地儿吹,只能吹脚。第二天早上起来我就觉得腿痛,慢慢地就开始腰痛了。"

我一检查是腰椎间盘突出症。

(专业 提示)

1. 其实受凉并不一定都是穿衣少了、冷风吹到了、睡在新盖的房子里、睡在湿地上。这两位病人的描述太生活了。

2. 受凉对于腰部的损伤主要表现在两侧肌肉紧张,尤其是一侧受凉,导致腰部两侧肌肉紧张度不均衡,进而导致腰椎间盘突出。中医讲"寒主收引"就是对受凉的病因、病机的高度概括。

3. 腰椎间盘突出后神经根受压。神经根既有运动纤维,也有感觉纤维。因此临床表现为无力、肢体发凉。中医讲"寒凝经脉"就是对这种现象的很好解释。

070 | 不协调运动是导致损伤的主要原因

不协调运动、勉强用力是一大类损伤的病因。

老年人常对年轻人说:干活时慢着点儿,别努着。努着就是一辈子的事。"努着"是指勉强用力导致的损伤。在伤科疾病中不协调运动、勉强用力是一大类损伤的病因。请看下面的五个病例。

病例一：打个喷嚏就腰椎间盘突出了

一患者因腰椎间盘突出症来诊。我问他："怎么得的？"

他说："我可冤了。"

"怎么冤呢？"我问

"我打了个喷嚏就椎间盘突出了。"他说，"有一天我感冒，推着自行车出家门。滑轮上车时打了个喷嚏，结果就腰椎间盘突出了。"

评述：滑轮＋上自行车＋打喷嚏，多么不协调的运动啊。不协调运动是损伤常见原因。

病例二：只因拿毛巾，就导致了颈椎间盘突出症

一患者颈椎间盘突出。询问病因时她说："那天我弯腰洗头，洗完头后，伸手拿毛巾，不小心脖子扭了一下，结果越来越痛，越来越动不了。一检查颈椎间盘突出。"

评述：损伤不一定都是拿重物，很轻的东西一样可以导致严重的损伤，也是因不协调运动导致的。

病例三：用力过猛导致腰椎骨折

曾经治疗一位连队指导员。他所在的连队是修路施工的。他说："开始时我们施工条件还是很落后的。那时需要一个人扶着钎子，另一个人抢大锤，将大石头砸一个眼儿，放上炸药，将石头炸开。"连队指导员继续说，"有一天我拿起大锤，狠狠地砸了一下，立刻就觉得腰不对劲，最后一查是椎间盘突出。"

评述：用力过猛，就是老人所说的"努伤"，特别是做那些平时不做的动作，非常容易受伤。

病例四：失足蹬空致腰椎间盘突出症

一患者周日在家休息，忽听胡同中有人叫卖："粉条……"于是出门买了2斤。不过，他觉得摊贩没给够分量，就回家拿弹簧秤称重，一称发现才1斤4两，差了近三分之一！气得他冲出家门，朝着摊贩的小三轮车就是一脚。结果摊贩把小三轮车往旁边一挪，他蹬空了，腰扭了，椎间盘突出了。

评述：失足蹬空导致的踝、膝、腰、颈损伤屡见不鲜。其中不乏肌肉拉伤、扭伤，导致韧带、肌肉、关节损伤。

病例五:拧东西时双手落空,致腰椎骨折

一邻居在冷库工作。有一天在关冷库大门时用力过猛,致冷库门上的大铁杠断裂,立刻就觉得剧烈腰痛,马上来门诊找我,说:"我腰扭了一下,给我揉揉吧。"

我一查,L3 横突压痛。根据损伤史、症状、体征、压痛部位,初步判定损伤部位在 L3 横突,而且很可能骨折。于是建议他先拍片检查,除外骨折再治不迟。

可他是个大大咧咧的人,说:"没事,揉揉就行。再者说,等我拍完片,你就下班了。"

我说:"没关系,拍个片踏实。除外骨折再治不迟。实在不行,晚上到我家,我在家给你治。"

晚上他拿着片子来到我家,说:"你没揉还真对了,放射科大夫不让我揉,说骨折了。"

评述:用力过猛,突然落空,一样可以导致很重的损伤。此例病人"大大咧咧、用力过猛、突然落空、剧烈腰痛、最容易骨折的横突压痛",所有症状和体征都指向"腰三横突骨折"。因此拍片检查尤为重要,不能简单地按"腰扭伤"处理。

(专)(业)(提)(示)

"腰扭伤"三字是"部位 + 病因",不能作为诊断。若以"腰扭伤"为病因来诊,应当首先做出软组织损伤、韧带损伤、骨折、椎间盘突出等具体诊断,再做进一步辨证治疗。

071 | 如何一眼看出腰椎间盘突出症

"望而知之"是各科医生应具备的本领。练就这一本领除需要广博的理论知识,还需要反复的临床实践。

一次坐火车,我住 1 床下铺。车到某站后,上来一位女士,指着我的铺问:"请问谁住这个铺呀？"我赶紧说："我住，怎么了？"那位女士说："我爱人腰痛、腿痛。我们没买到下铺，只买到了上铺。他实在爬不上去，咱们能换一下吗？您住上铺，让他住下铺，谢谢！谢谢！"我说："没关系，让他住下铺好了。"那位女士说："谢谢，那我下去接我爱人。"

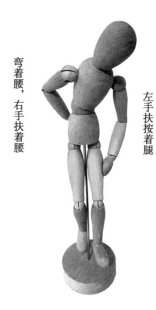

弯着腰，右手扶着腰

左手扶按着腿

一会她丈夫一手扶腰，一手扶着那位女士的肩，慢慢地走了过来。我一看：她丈夫弯着腰、翘着臀——标准的腰椎间盘突出症的"腰形"。

我就问："腰椎间盘突出？"

"嗯！"

我又问："左腿痛？"

"嗯。你也是？"他反问了我一句。

我说："我不腿痛。我是治腰椎间盘突出的大夫。"

专业提示

1. 因椎间盘的生物力学特性，使得椎间盘突出时患者腰部的形态是相对固定的——弯腰、翘臀。因此可以通过这种"腰形"反推出患的是腰椎间盘突出症。也就是说，只要症状在、腰形在、体征在，即使没有 X 线片、CT 片、MRI 片基本上也可诊断，或者说在此情况下去拍片，为阳性片的几率很高。

2. 同样因椎间盘的生物力学特性，可以通过腰侧凸方向判断椎间盘突出的方向，辨别哪侧腿痛。如右侧凸表明右腿痛（大多数），若左腿痛则为腋下型突出。

3. 腰椎间盘的生物力学特性是：腰椎前屈时椎间盘整体有向前移动的趋势，椎间盘的后方就远离神经根。所以椎间盘突出的病人绝大部分呈腰前屈状态，也就是呈"弯腰"姿态。

4. 腰椎间盘的另一生物力学特性是：当腰部右侧屈时椎间盘向右侧移动。也就是说左侧突出时，绝大部分患者呈腰右侧屈，骨科专业上称为"左侧凸"，椎间盘就远离神经根。换句话说就是：腰椎呈左侧凸时绝大部分是左腿痛。

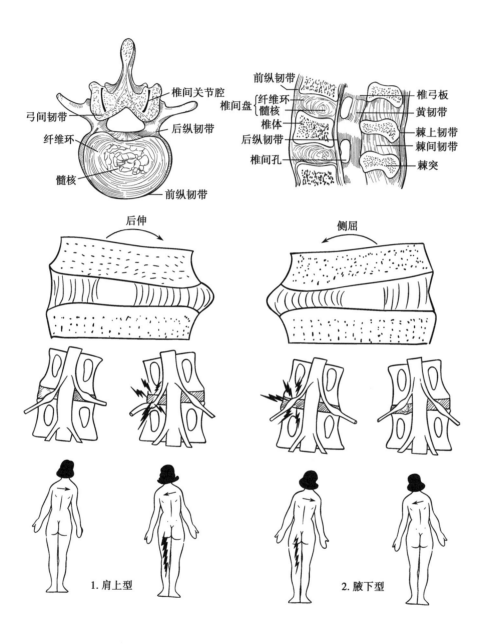

前纵韧带

椎间盘 { 纤维环 髓核

椎体

后纵韧带

椎间孔

椎间关节腔

弓间韧带

后纵韧带

纤维环

髓核

前纵韧带

椎弓板

黄韧带

棘上韧带

棘间韧带

棘突

后伸

侧屈

1. 肩上型

2. 腋下型

072 | 这个爷爷为什么不抱孙子

都说"隔代亲"。可这位爷爷怎么了？为什么不抱自己的孙子？

一次在北海公园门口听到这样一组爷孙对话。看样子是孙子玩累了，爷爷陪着孙子一定也累了。

孙子说："爷爷，抱抱宝宝吧，宝宝累了。"

爷爷说："爷爷也累了。"

"你抱抱我吧！"

"你自己走吧！"

"不，你抱我。"

"不，你自己走吧。"

"你不爱你的宝宝了吗？宝宝累了。"

"爷爷爱你呀，可是，爷爷也累了。"

爷孙俩僵持在那里，还是爷爷先妥协了。爷爷率先提出一个方案："你自己走 10 分钟，爷爷抱你 5 分钟。"

孙子讨价还价地说："不！爷爷抱我 10 分钟，我走 5 分钟。"说着向爷爷伸出小手，并说："爷爷先抱我。"

爷爷说："不是爷爷不想抱你，爷爷腿痛。"

这个爷爷为什么不抱自己的孙子？

(专业提示)

骨骼退行性变引起疼痛的五个特点：始动痛、休息痛、负重痛、主动运动痛、阴天下雨时加重。

请问：这位爷爷的疼痛是什么疼痛？

答案：负重痛。

073 | 腰椎管狭窄是可以推拿的

> 大部分腰椎管狭窄患者保守治疗是有效的，是可以免除手术的。

进修时，关于"腰椎管狭窄"我在笔记上记了三句话，其中第三句是"保守治疗无效"。后来的工作中一直谨记此句，凡椎管狭窄者我一律不做手法，建议他们手术。

直到 1995 年为某出版社高级编辑治疗并"意外"取得满意效果后，才重新审视这句话，进一步认真学习腰椎管狭窄的病因病理。

记得那位高级编辑，中等身材，戴着眼镜，人特别和善，说话时轻声细语的，不慌不忙的。他的同事在我这里治好了椎间盘突出，所以推荐他来找我治疗腰椎管狭窄。

那时我还不到 30 岁，工作才 5 年多。而他 55 岁，患腰椎间盘突出症、椎管狭窄。他问我怎么治疗时，我建议他手术。他说："许多医院都建议我手术，但我不想手术，也不能手术。因为我血压不好，心脏也不是很好，工作离不开我，家庭也离不开我。"

我说："您又有腰椎间盘突出症、又有腰椎管狭窄，可以考虑手术。"

"这样，"病人笑着、用商量的语气跟我说，"请你就给我治一治，好了算你的技术好，不好算我的命不好。"

病人都说到这个地步了，我只能答应他的请求，不过我还是嘱咐他："我们治疗 10 次、一个疗程看，有效呢，最好；如果没效，还是应该考虑手术。"

治疗过程自然是很轻松、很愉快的。他第 6 次来治疗时，症状已经基本缓解。"你看，没手术对了吧，"他高兴地说，还继续鼓励我，"你要相信自己的技术，也要敢于治疗那些疑难杂症。"

专业提示

1. 腰椎管狭窄分骨性狭窄和继发性狭窄。

2. 继发性狭窄原因也多，其中椎间盘突出是最常见的病因，也是保守治疗效果最好的。

3. 结合患者年龄、体重、体型、症状、体征、影像学检查、狭窄部位、各因素之间的主次关系、症状与体征之间是否吻合,综合分析后做出正确评定是医生的首要任务。

4. 我现在讲课时,将第三句改成了这样:"保守治疗效果不确定,须综合分析。"

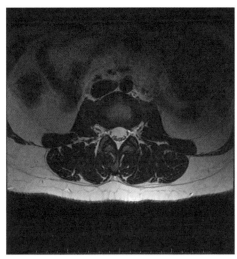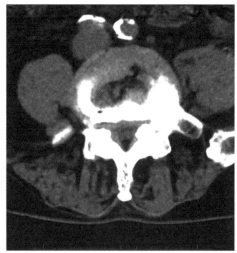

074 | **手法治疗腰痛也有危险地带**

腰椎滑脱是手法治疗的危险地带,也是有效地带。本篇故事重点分享诊断。

有一次,门诊来了一位腰扭伤的女患者。她在搬重物时,腰部突然不能动了。

我一问,她说腰痛好多年了,也曾经出现过类似情况。检查时我发现她腰椎曲度非常大,更重要的是腰部"台阶样"感明显。我觉得这不是普通的"腰扭伤"。

于是建议她去拍片子,确定损伤性质后再做治疗。不巧的是,那天放射科机器有故障,无法拍片。她就说:"你给我凑合着揉揉就行。"

我跟她说:"还是到医院的二部去拍个片子吧,这样我可以更有针对性地给您治疗,您也明白您这腰到底是怎么回事。"

她勉强同意了。2小时后她拿着片子回来了,说:"二部的医生也不建议随便揉。"

我一看 X 线片,清晰显示着腰 4 滑脱 Ⅰ 度。

专业提示

1. 遇有慢性腰痛、腰椎曲度变大时一定要拍片检查,腰椎滑脱是最常见的情况。

2. 腰椎滑脱属于结构性问题(损伤)。保守治疗的作用在于对症处理,效果通常是很好的。

3. 触诊时,如感觉到腰椎棘突有台阶样感、腰椎生理曲度大时,可考虑腰椎滑脱。

4. 腰椎滑脱患者不宜练习"飞燕点水",以免加重滑脱。

5. 腰椎滑脱应注意休息、避免负重,防止腰部外伤,以免滑脱加重。

6. 何时手术? 当患者有严重腰痛且保守治疗无效、二便障碍、鞍区麻痹、下肢运动感觉障碍、椎管狭窄症状明显时可以考虑手术治疗。

075 | 学好骨伤推拿帮我搞定女朋友家长

腰椎滑脱、骨伤推拿、找对象三者之间看似无关,却在我身上发生了奇妙的联系。

我第一次去女朋友家时,在距离她家很远的地方,她就指给我看:"那就是我爸。"当时她爸爸(2 年后我也管他叫爸爸了)正在弯腰拿东西。看他弯腰的姿势,我就问了一句:"你爸爸腰是不是不好?"

到她家的第二天,她说:"你都看出来我爸腰不好,你还不给治一治?"

我用手一摸,腰椎台阶样感明显,第一印象就是"腰椎滑脱"。我问:"拍过片子吗?"

"拍过,还是很多年前拍的呢。"爸爸回答。

"片子还有吗?"

"有,"爸爸想了想,"但不知放哪儿了。"

"还是找出来看看吧,要不然我可不能轻易给您揉。"

女朋友有些不解。爸爸走进里屋,翻箱倒柜终于把那张 X 线片找出来了。X 线片上并没有时间,但包着 X 线片的报纸已经发黄,可想而知这张片子有多久了。

我举起 X 线片,对着窗户,睁大眼睛,用力在 X 线片上寻找相应的证据。但是因为 X 线片已经褪色不少,许多细节已经看不太清楚了。但是腰椎滑脱还是很明显的。证明了我的第一印象。看后我给女朋友、她父亲讲了讲这个病。然后进行针对性的治疗。

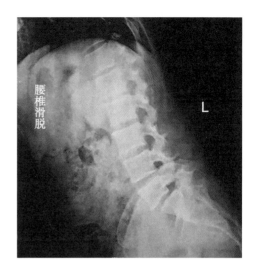

专业提示

现将腰椎滑脱总结如下:

1. 腰椎滑脱望诊所得:曲度变大。

2. 腰椎滑脱触诊所得:台阶样感。

3. 腰椎滑脱症状分类:腰痛＋椎管狭窄。

4. 腰椎滑脱分级:I~Ⅳ度。

5. 腰椎滑脱分类:真性滑脱、假性滑脱。

6. 腰椎滑脱 X 线片表现:正位、侧位、斜位片均有相应的表现。

076 | **隐性脊柱裂好发于老大**

> 一次病人给我看他的 X 线片,我一看就问他:"你在家排行老大?"病人惊讶地问:"怎么? 片子上还能看出老大、老二?"

有一次病人前来就诊,说:"大夫,我后腰这儿有一巴掌大小的地方痛。"说着就用手拍了拍腰骶部正中的部位。

我问:"腿痛吗?"

"腿不痛。"

"走长路怎样?"

"走路没事。"病人毫不犹豫地告诉我。

我看他手里拿着 X 线片和 CT 片,就问:"拍过片子了?"

"拍过,大夫说没有椎间盘突出。"说着,把片子递给我,"可这儿就是痛,经常痛,有时痛得不得了。"

"那我先看看您的 X 线片吧。"我把 X 线片插在观片灯上一看,我问他:"你在家排行老大?"

病人一下就愣住了:"怎么?片子上还能看出老大、老二?"

我笑着说:"能看呀!"

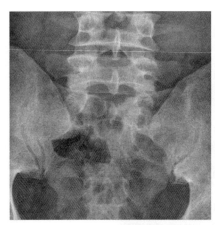 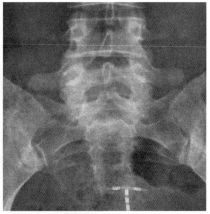

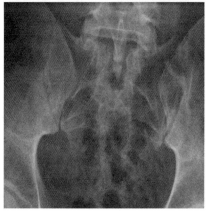

患者主诉是极为典型的隐性骶裂症状。一般来说隐性脊柱裂好发于头胎，即排行老大的，所以病人当时很惊讶。但高龄产妇生的小孩发病率也较高，所以不是老大的也不少。

077 | 急性剧烈腰痛的第三种有效手法——腰部抖法

腰部抖法是治疗腰椎错位引起的急性剧烈腰痛的第三个有效手法。

采用腰部抖法治疗剧烈腰痛的成功病例还是挺多的。在骨科时，一次急诊遇到的病例给我的印象最深。

那是一位 120 送来的女病人。她在骑车下坡时，突见前面一辆卡车转弯，刹车停下已经来不及了。她直接就从自行车上蹦了下来，自行车冲到了卡车下面，命虽保住了，但因剧烈腰痛，无法站立，而瘫倒在地上。

急救医生把她抬进骨科，放在了一进门的床上。病人趴在那儿。我想查看一下她到底伤在了哪儿，可是她痛得大喊大叫。急救医生说："已经拍过片子了，无骨折。"

经过一番思量，我让一位急救医生帮忙扶按病人的双肩，我双手托住病人的两个踝关节，先牵引、再蓄力、发力抖。通常抖 3~5 次就可以了，但这个病人在第一个抖动时大喊了一声，我担心 3 次不能解决疼痛，所以连续抖了 8 次，确保腰部彻底放松，错位的关节得以整复。说实话这个手法还是需要点力气的。

抖完了，放下她，直起身，喘着气。急救医生看着我，而我看着病人，她静静地趴在床上，不喊也不叫了。

稍停了一会儿，我试着问她："我扶您坐起来看看好点儿吗？"只见病人慢慢地先是用手撑着床，侧了侧身，一只手肘支在床上，腿往床下挪。我上前帮着她。她起来了！我扶着她，怕她站不稳，问："怎样？"她没说话，先是晃了晃腰，然后弯了弯腰，然后慢慢地直起来。说了句："好像没事了！"

1. 操作提示:患者取俯卧位。助手固定患者腋下。医生双手托住患者两个

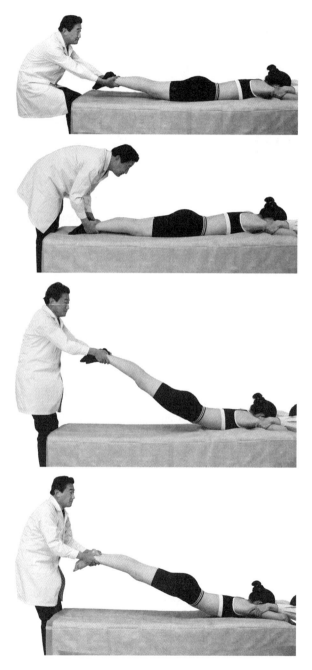

腰部抖法

踝关节,两臂伸直,身体后仰,与助手相对用力,牵引患者的腰部,待患者腰部放松后,医生身体先向前,然后身体后仰,瞬间用力,上下抖动,使患者腰部抖动的幅度达最大。如此反复操作 3~5 次。

2. 要领提示:医生与助手牵引患者腰部时,患者的下肢与床面的角度不要太大。

3. 作用提示:加大椎间隙,调整腰椎椎间关节的关系。

4. 应用提示:用于急慢性损伤导致的椎间关节紊乱。如急性腰椎椎间关节紊乱症、腰椎间盘突出症。

078 | 老年人的腰痛

本篇故事中的主角是位老年人,因为坐大巴车时,车辆剧烈颠了一下,结果老人的腰椎就骨折了。为什么呢?

2005 年春节,我们一家三口参加"华东五省市"旅行团。第一站来到南京,参观完中山陵、南京长江大桥,吃完晚餐,天已经黑了。旅游车载着我们回酒店。

经过早晨机场集合、安检、登机、飞行、两个旅游点的参观,旅行团的团员们大部分都累了,都处于休息状态。

我们一家三口坐在旅游大巴的最后一排。大巴车在夜幕中开得飞快。开着开着,突然,车身剧烈颠了一下,我们三人及坐在我们前面几排的人全被颠了起来。全车人或"哎呦"或"啊"或"怎么回事"地大叫起来。

稍微平静了一下,我对爱人说:"这也就是咱们这个年龄,要是 70 岁的人,腰椎就得给颠骨折了。"

爱人用肘顶了我一下,说:"职业病!"

第二天一大早,团员们陆续上车,准备前往下一站继续旅游。但车上空着两个座位,导游一数人,少了两位,就开始点名,查找少的是哪两位。用了好长时间,才查明是一对老夫妻。也就在查明是这对老夫妻时,他们出现在了车前。只见大妈搀扶着大爷,与导游说着什么。过了一会,导游转身上车,叫车上的另一位导游下车,陪着这对老夫妻走了。

中午时,导游对全体成员说:"如果大家身体有什么不适,请尽早对我们说。早上那位老大爷跟我说他腰痛,我们的副导游陪他到医院检查了,拍了片,说腰椎骨折了。他们离团了。"

我看了爱人一眼,对她说:"怎么样?我这是职业病吗?是职业敏感!"

我相信,如果昨晚老大爷没摔倒的话,一定是那一颠导致了他腰椎骨折。

专业提示

1. 老年人受到上下剧烈颠簸致腰痛,或臀部着地摔伤致腰痛时,首先应考虑腰椎或胸椎或胸腰段的压缩骨折。

2. 中年人乃至年轻人一样会发生胸、腰椎压缩骨折,但致伤形式多为更严重的摔伤。

3. 老年人若臀部着地,还应考虑有无股骨颈骨折、转子间骨折、尾骨骨折、骶骨骨折,甚至颅底骨折。

079 | **腰痛与便秘**

腰痛与便秘有什么关系吗?有!

有一次,原来治好的一个病人打电话给我,说:"于大夫,最近忙啥呢?我跟你说,我前段时间回家了,周末开车,把我老爸接北京来了。"

"开车?"我问。

他说:"对呀!我开车,从东北老家,开了十多小时。"

"成吗?路那么远。"

"还成吧,其实就是老家那边的路不太好,太颠,不过那边也就二十几里土路,过了那段,一直到北京,全是高速。"

"你可真行。"我说,"接他来北京他挺高兴吧,带他在北京玩玩呗。"

"是想玩玩呢,可到了我家他就说上火了。"

"怎么上火了?"

他说:"可能是路上喝水少了,也可能是水土不服,反正大便干,有两天了。给你打电话就是想让你给看看,扎扎针,或者给他开点药。"

我一听:①他老爸;②坐车;③十几小时;④二十几里土路;⑤颠;⑥大便干;这六个词,往一起一搁,够了!基本诊断已经出来了。因为,单看这6个词没什么,可一叠加起来,正好是老年人腰椎压缩骨折的有力证据。

我让他带父亲先去附近医院拍个腰椎正侧位 X 线片,然后带着片子来找我。

拍了片子他立刻就带着父亲来了,一见我就说:"放射科的大夫说我爸的腰椎骨折了。怪了,也没摔,也没磕,怎么会骨折呢?"

我一看:L1 压缩骨折。

我跟他说:"年龄这么大,不能长时间坐车了,尤其是土路、颠簸的路。这样极易导致胸腰椎的压缩骨折。"

专业提示

1. 老年人容易发生骨折。老年人易有骨质疏松,骨质疏松本身就容易骨折。

2. 长时间坐车,特别是开车经过较长的颠簸路段,是导致腰椎压缩骨折的常见原因。上面的故事中:坐车、十几小时、二十几里土路、颠,四点的叠加,意味着有一个力,持续地、反复地对胸腰段的椎体进行挤压,最终导致骨折。

3. 压缩骨折后除了腰痛外,最常见的症状就是便秘。这是因为骨折后,局部血肿刺激腹膜,使胃肠蠕动减慢,导致便秘。同时也因为腰痛腹痛,患者在排便的时候不敢用力,也无法用力,导致排便困难。

4. 要正确判断是否真的上火了。本故事中的患者没有将便秘的原因归为"骨折",而是归咎于"上火""水土不服",这一现象是非常常见的。因此提示我们临床时务必要独立思考,不能只听患者和家属们的"陈述"。

5. 部分老年人对于疼痛不敏感,尤其是骨折早期,患者不以疼痛为主诉就诊,临床医生要小心谨慎。

080 | 老人骨折不一定有疼痛

> 老年人的骨折不一定都有疼痛,临床时要特别当心。

上学时老师就讲过:"老年人对于疼痛不敏感,都骨折了,可病人没有疼痛的感觉。"

在骨科时也曾见过这样的病例:老年人,摔倒后,一瘸一拐来就诊,但没有髋部疼痛,拍 X 线片,显示股骨颈嵌插骨折。

下面给大家讲一个关于我父亲的故事。

1992 年 4 月初,我父亲的单位组织老职工去北戴河疗养。我父亲是第一批去疗养的,当时正好 60 岁。

待父亲回来,我问:"爸,玩得怎样呀?"

"玩得倒是挺好,"父亲说,"就是腿摔了一下。"

"有大事吗?"

父亲说:"在北戴河的医院拍片了,医生说没事。"

"那现在感觉怎样?"

"这腿还是有点不得劲,迈不了步,上不了台阶。"说着,父亲拍了拍右腿。

我赶紧问:"疼不疼?我给您看看。"

"倒是不痛。"

"那我也给您看看吧,您躺床上。"

父亲站了起来,向床走去。只见父亲左腿能正常向前迈步,而右腿就不行。北京话叫"拉拉胯了"。我赶紧问:"不痛?"

"不痛!"

"几天了?"

"好几天了,到北戴河的第一天就摔了。"

"怎么摔的?摔在哪儿了?"

父亲说:"到那里后,我觉得被子有些潮,就去晾被子。结果没注意脚底下,一脚踩空了,从台阶上摔下去的。但台阶不高,而且下面是沙土地。"

"那您拍的片子带回来了吗?给我看看。"

"人家说没事,我也不痛,就没拿片子。"爸爸说得挺轻松的,"估摸着就是抻了一下。"

我给父亲检查时并未见到右下肢有"外展、外旋、短缩畸形",也未见下肢变短。腹股沟处、大转子处也没有压痛。只是髂前上棘处有点压痛,抬腿无力。

我说:"可能是肌肉(股四头肌)拉伤了。先别揉呢,您先歇两天,养一养看看,不行的话我再给您治疗。"

爸爸挺高兴。

又过了3天,也就是从损伤算后的第10天,爸爸的腿还是抬不起来,还是没有疼痛。不太像股四头肌起点处的撕裂伤,因为再重的撕裂伤,十天了,多少都要恢复一些了。但父亲的腿丝毫没有恢复的迹象。

早上上班前,我说:"爸,您还是再去照一张片子吧,无论有无骨折,一定要把片子拿回来。"

下午回到家,爸爸说:"片子照了,医生说没事,就是肌肉拉伤,让我继续休息。"

我心里踏实了一些,但还是拿着片子,对着窗户,仔细读片。医院给拍的是髋关节正位片,为的是除外股骨颈骨折。

我依次看着股骨干、股骨颈、坐骨支、耻骨支、髋臼的皮质。第一遍看下来,确实没发现什么。我想了一下,若没有骨折,无法解释父亲的症状呀。

我再一次举起片子,对着窗户,依次看着股骨干、股骨颈、坐骨支、耻骨支、髋臼的皮质。当我最后看到髋臼时,发现髋臼的外上方有一很隐蔽的骨折线。

啊!是髂骨骨折! X线片拍的是髋关节,医生考虑的是股骨颈骨折。但父亲的不是股骨颈骨折,而是髂骨骨折。

我说:"您还是骨折了,明天我带您重新拍片子吧。"

第二天,我带父亲去了我们的教学医院,拍了骨盆正位片。结果是"右侧髂骨骨折",而且骨折块非常大。这就解释了父亲为什么抬不起腿(肌四头肌起于髂骨)。

经过使用骨盆兜、外用药、卧床休息,父亲一天天好起来了。

专业提**示**

1. 老年人,摔倒后首先考虑的是股骨颈骨折或转子间骨折。

2. 父亲当时 60 岁,其实还不算老,对疼痛已经不敏感,这是产生误诊的主要原因。其实许多老人,只在骨折的第一、二天对疼痛不敏感,慢慢的,就会觉得疼痛。而我父亲始终没有疼痛,至今我也不太理解。

3. 作为医生,当常规诊断不能解释临床症状、体征时,应多一些考虑。

4. 大部分时间,医生都遵循常规,"一般"是不会有问题的,但是那些"不一般"的情况,才是考验医生真正水平的。根据父亲的年龄、摔伤的特点,若发生骨折,大部分是股骨颈骨折,而父亲的骨折偏偏就不是经常见到的骨折。这也是误诊的原因之一。

5. 父亲的骨折让我进一步领悟了"视病人痛苦为自己痛苦""视病人为亲人"不仅是医疗态度,也是保证诊疗水平的关键所在。

081 | **带状疱疹惹的祸**

医生要有定力! 医生也会吃一堑长一智。请看本篇的正反两个
病例。

故事一

4 年前的一天早上,我刚到办公室就接到了 Q 先生的电话:"我看你办公室已经亮灯了,你在办公室吗?"

"我在。怎么您有事?"

"我腰痛得厉害,想让你给我揉揉。"

"那我去您办公室吧。"

"不用,我已经到你的楼下了,这就上来。"

Q 先生来到我的办公室后,我进行了详细地询问。

"抻到了?"

"没有。"

"受凉了？"

"应该没受凉。"

"以前腰痛过吗？"

"没有，从来没这么痛过。"

"累着了？"

"什么都没干呀。"

"腿痛吗？"

"腿不痛。"

"活动怎么样？"

"活动时没什么事，但多少有些加重。"

"我给您查一查！"

经过认真检查，我发现Q先生的腰痛部位在胸腰段，主要在左侧，不太像扭伤、劳损、腰三横突的问题，更不像是腰椎间盘突出，从年龄上推测也不会是增生退变，没有外伤不会是骨折，局部皮肤也没有什么特殊。

那是什么问题呢？

我对Q先生说："您这个腰痛有点特别，说不好是什么问题。"

因为Q先生是著名的学者，我想，他既然来了，总不能让他去医院拍片检查或回家观察吧，总要治疗一下吧。

于是我"出手"治疗了。先后施用了点穴、按揉、牵拉。治疗中我觉得这些手法的手感与以往不同。为什么呢？因为若是上述提到的疾病，治疗时都应有相应的手感，而此时手下没有这些感觉。

过了几天，C老师见到我，问："前两天你是不是给Q先生治疗来着？"

我说："对呀，你怎么知道。"

"你知道Q先生是什么病吗？"C老师问我。

我说："不知道，反正不像我会治的病。"

"Q先生得的是带状疱疹。"C老师说，"你技术高，给揉出疱了。"

故事二

吃一堑长一智。上面这个病例发生后不久，我再次遇到类似的病例。一女患者，因腰痛来我门诊治疗，治疗后明显好转。过了一段时间，她又来了，主诉"岔气",说季肋部疼痛,想寻求针灸或推拿治疗。我查了一下,不太像岔气。我说:"您还是把衣服稍微撩起来,我给你查一下,以免误诊。"患者很配合。我在她的左背部发现了几个小红点。后来证实,她确实得了"带状疱疹"。

专业提示

1. 当你的医学知识不能解释你眼前的症状、体征时,应进一步寻求其他科室的协助诊断及相关检查。

2. 医生应有一种"定力"。不要因为是熟人介绍、亲朋好友来诊,就免去必要的检查,更不能碍于情面而草率治疗。这是一个医生应有的"定力"。

082 一位特殊的臀痛患者

由"梨状肌损伤 + 手法治疗 + 怀孕患者 + 手法禁忌"组成的"梨状肌损伤推拿治疗"那些事。

6年前,一位30岁左右的女士就诊。她主诉臀痛伴右侧下肢疼痛。经过认真检查,我确定她为"梨状肌损伤"。向她介绍病情和治疗方案后,她欣然同意接受3次推拿的治疗方案。

我嘱她采用俯卧位,准备开始治疗。可正当我要给她做治疗时,她抬起头,扭过脸,问:"大夫,你等会,我先问您个问题啊。"

我说:"怎么了?"

"我要是怀孕了,还能揉吗?"

我似乎有一种紧急刹车的感觉,说:"你要是怀孕了,就不能在臀部做手法了。你怀孕了吗?"

"还没有,"她略想了一下,接着说:"说不准,可能怀了,也可能没怀。现在还说不准,就是……这个月月经没来,可能还得过几天才能知道。"

"那你现在这种情况,最好还是先不要做手法了。"

她说:"那我这痛怎么办呀?"

我认真地说:"那也不能冒这个风险。"

"没事,您给我治吧。我这儿挺痛的。"

我说:"这样吧,为了安全,我不给你做局部手法,我给你在远端点穴来止痛。再给你做一个摇法,把肌肉活动开。这两个手法的动作都不是很大,也很安全,即使你怀孕了,也不会有什么危险。你看可以吗?"

"行。"女士高兴地点点头。

治疗后我问她:"感觉如何?"

她说:"轻松多了,也没那么痛了。"

向她介绍了注意事项后,患者就走了。

隔了一天,她又来门诊治疗。我问她:"怎么样,好些了吗?"

她说:"好多了。"

"那怀孕的事呢?"

"还没确定呢。"

"那今天……"

"今天继续治。"

"为了安全,我还给您像上次那样治吧。"

"好啊!"

又隔了一天,患者又来了。一推门,一张笑脸展现在我们面前:"大夫,我不揉了,我好了。我特意来给您报个喜,我也怀孕了。特意来谢谢您!"

专业提示

1. 不建议手法作用于孕妇、经期妇女的腰骶部和小腹部。其实大部分时候,对于伤科患者、在普通门诊的诊疗过程中,一般是不需要问患者的月经史和孕产史的,但这仅是在"确诊为伤科疾病""门诊治疗""一般情况"三个条件具备的前提下。

2. 伤科手法的活血作用很强。因伤科手法,特别是腰骶部和腹部手法,活血作用很明显,所以在部分腰痛(如腰椎间盘突出、腰部软组织劳损或扭伤、腰三横突综合征)治疗中,一些女患者会问类似这样的问题:

"大夫,我的椎间盘突出会影响月经吗?"

"怎么这个月经量很多,总是不干净呀?"

遇到此种情况,可以暂停手法,就不会出现月经量多了。

3. 也正是因为上述现象（内有机理，外有作用），手法治疗、调整月经的效果才十分明显。

4. 梨状肌损伤，尤其是急性期，通常情况下治疗 3 次效果就十分明显了。治疗时的 3 个主要手法是：

第一：点穴止痛，穴取绝骨、阳陵泉。

第二：局部松筋，法选弹拨梨状肌。

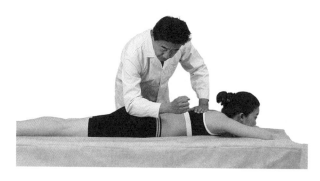

弹拨梨状肌

第三：摇髋牵拉，意在进一步松筋。

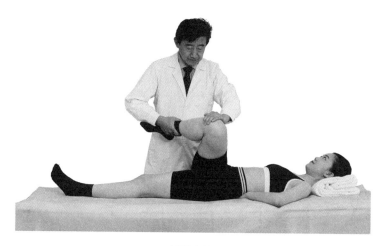

摇髋牵拉

083 | 有一种坐骨神经痛是梨状肌损伤引起的

本篇故事讲述如何通过望诊初步判断梨状肌损伤。

坐骨神经痛可见于许多疾病,如梨状肌损伤、腰椎间盘突出症的患者都有坐骨神经痛,所以经常以腿痛为主诉,或以"诊断为腰椎间盘突出症"为由来诊。

一次,患者以"诊断为腰椎间盘突出症"为主诉来诊,希望我给他做推拿治疗。我让他趴在床上等我给他治疗。我把手头工作处理完后去给他做治疗,可是我一见他就觉得不像椎间盘突出症。因为一般椎间盘突出的病人,都是趴在诊疗床上等,可他却是躺在床上等,更主要的是他那条疼痛的腿向外撇着,髋关节还屈着(专业术语是髋关节外展外旋)。

还有一次,病人在等待检查时不是趴着,也不是躺着,而是跪坐在床上。我问他:"你跪在那不痛吗?"他说:"跪着,拿后脚跟顶着屁股就不痛。夜里疼,没办法,怎么都睡不着,最后发现跪着就不痛。这样一直等到天亮。"

(专)(业)(提)(示)

1. 梨状肌的位置:起于第 2~4 骶前孔的外侧,向外经过坐骨大孔,止于股骨大转子上缘的后部。所以梨状肌损伤时主要表现为臀部疼痛,而且是臀部的深

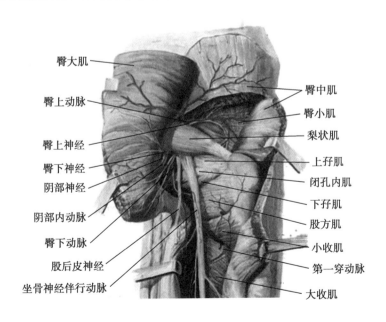

层疼痛。但椎间盘突出症也有臀部疼痛,应根据其他症状加以鉴别。

2. 梨状肌的作用:伸髋时梨状肌使髋关节外旋;屈髋时梨状肌使髋关节外展外旋。所以第一例患者才出现"腿向外撇着,髋关节还屈着"的姿势。

3. 梨状肌的相邻关系:梨状肌上缘有臀上动脉及臀上神经穿出;其下缘有臀下动脉、臀下神经、坐骨神经、阴部内动脉、阴部神经及股后侧皮神经等组织穿出。所以梨状肌损伤时才会有剧烈疼痛,才会有臀部肌肉萎缩。

4. 梨状肌损伤的病位:顾名思义,梨状肌损伤的病位在梨状肌,但可间接影响到周围的神经、血管。其中梨状肌损伤主要为梨状肌痉挛水肿,所以只要将梨状肌的痉挛解除,疗效会即刻显现。

最近,有一位梨状肌损伤患者,来诊时是被家人背来的。经过治疗,病人可以自己走出诊室。当然实际治疗中还有许多复杂情况需要处理。

084 | 带状疱疹误诊为梨状肌损伤

本篇的故事发生于 15 年前,那时我的定力还够。

在我们大学附近还有一所大学,这所大学里也有一家校医院。有一次(至少 15 年以前的事了),这家校医院的一位医生出现了"臀痛伴下肢放射痛"。因为她自己就是医生,故而判断自己得的是"梨状肌损伤",就通过我校的 Y 大夫来找我治疗。

她简单地介绍完病情,并说出了自己的诊断。Y 大夫也说:"她痛得挺厉害的,你就赶紧给她揉揉吧。"

当时我还没有现在这么"老道",但就是觉得她不太像梨状肌损伤。不过碍于这个"病人"是医生,而且年龄比我大,经验肯定比我多,再加上 Y 大夫比这个病人年龄还大,是我老师级的人物,我也就没多说,开始了手法治疗。

随着一个个治疗手法的应用,我就更坚信她的病不是梨状肌损伤。在治疗快要结束时,我坚信我的判断是对的。

于是,我对她说:"您应该不是梨状肌损伤,是什么我现在不好说,但肯定不是梨状肌损伤"。

Y大夫说："人家也是医生,她能给自己诊断清楚。"

Y大夫这么说,我也就没多说。

又过了几天,Y大夫又来到我的诊室,进来就说："还真让你说对了,那天我带来的那个病人,还真不是梨状肌损伤。昨天她给我打了个电话,让我过来谢谢你,她说她得的是'带状疱疹',所以特地让我告诉你,说你的判断是对的。"说完Y大夫还给我竖了一下大拇指。

专业提示

1. 压痛部位与梨状肌损伤不同。梨状肌损伤的压痛位于梨状肌的走行上,且为深压痛。在给这个病人做治疗时,她的压痛部位与梨状肌损伤的压痛部位不吻合,也非深压痛。这是我判断她不是梨状肌损伤的第一个原因。

2. 未触及痉挛的肌腹也说明不是梨状肌损伤。在手法治疗中,弹拨梨状肌时,并未触及痉挛的肌腹,这说明她的梨状肌没有损伤。这是我判断她不是梨状肌损伤的第二个原因。

3. 牵拉梨状肌时没有剧烈疼痛。在我给她做屈髋屈膝、内收内旋髋关节时(实为牵拉梨状肌),她没有疼痛。这是我判断她不是梨状肌损伤的第三个原因。

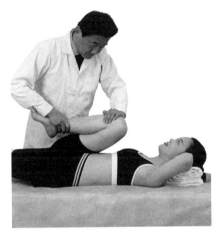

梨状肌紧张试验

085 | 肩周炎手法治疗中的"筋喜柔不喜刚"

在"筋喜柔不喜刚"理念指导下,肩周炎的治疗可缩短疗程,提高疗效。

肩周炎是以肩部广泛疼痛、功能广泛受限为主的一类病证。手法治疗效果好,疗程短。

我治过很多肩周炎患者。早期治疗时也像许多教科书上那样,连拉带拽,患者很痛苦。后来,随着从医时间的延长,对疾病认识的深入,对病人疼痛的同情,手法慢慢地变了,以至于现在的治疗风格与20年前截然不同了。

开始的变化起于下面这个病例。

这是一位年长的患者(70多岁)。她来寻求治疗时,我看她疼痛很重,体质很差,身体很虚,且心脏及血压都不好。我想这可不好治,因为根本没办法给她做重手法,如摇、拔伸、扳法,只能用轻柔的手法给她治疗。我还叮嘱她:"别着急,我们得慢慢治。"她也说:"没关系,我能理解。"

可是,出乎患者意料,也出乎我的意料,仅仅治疗了3次就好得差不多了。当我反思这个病例时,我想:诊断错了?没有!因为广泛疼痛、功能广泛受限她都具备,符合肩周炎的诊断。只是比一般患者年龄大。

那为什么好得那么快呢?其中的奥秘是无意中用到了"筋喜柔不喜刚"这一指导思想。后来我反复验证了这一治法,屡试屡验。

前不久,我用兵法中的"不战而屈人之兵"向一位前辈解释这种治疗理念。老先生对我讲:"你这叫和平演变!"

我们也看到过、听到过肩关节粘连因手法过重,导致骨折的案例。因此在治疗时务必根据患者的体质、病情确定刺激量。

专业提示

1. 肩周炎被认为是广泛粘连性疾病。"筋喜柔不喜刚"对于本病的治疗具有重要的指导意义。

2. 在手法治疗肩周炎时,"助动"是治疗的主要原则,恢复肩关节的运动功能虽然是治疗的最终目的,摇法、扳法、拔伸法是治疗的关键手法,但在治疗时"松筋""活血"是基础,就像大厦的基石一样,至关重要。所以"松筋、活血、助动"既是治疗原则,也是治疗的顺序。

3. 根据患者病情、体质选择适当的治疗量在本病治疗中有非常实际的意义。

086 | "和平演变"治疗肩周炎

"和平演变"为何用到了肩周炎的治疗中。

故事一

G 先生是位领导,患肩周炎 1 年余,症状不缓解,邀我去诊治。我根据对肩周炎的理解,应用了很柔和的手法治疗了一次。很快得到"很有效"的反馈信息,再一次应邀去给他治疗。第二次治疗时,G 先生说:"天源啊,给我治疗的医生前前后后可有不少,像你这样的手法还真不多。"我前后治疗了 5 次,他的症状就基本上消失了。

故事二

Z 先生是 G 先生的上级领导,也是肩周炎,也是因为工作忙,没时间就诊。G 先生就推荐我为 Z 先生治疗。Z 先生确实工作很忙,我第一次去诊治时,他临时组织了个会。

他很客气,也很随和,又担心耽误我的时间,不想让我等,就说:"于大夫,实在不好意思啊,工作实在太忙,我又不想让您等,能不能我边开会您边治疗。"

我说:"只要您可以,我怎么都行。"

在会议室,Z 先生与大家围坐在一起,他边安排工作、听汇报,边接受着推拿治疗。

推拿医生都知道,在治疗肩周炎时,须"分解粘连",此时是挺痛的。怎么办呢? 第一治疗时间不能很长,第二治疗时不能很痛(否则影响大家开会)。

治疗前我轻声说:"今天我们重点解决上抬的问题。"(因为他的上肢前屈不足 90°。)

我仍然用了很柔和的手法,边活血边分解粘连,没有使用那些强力牵拉、拔伸等重手法。治疗过程中没有影响到他讲话。很快他的手臂就能抬起来了,至少上举可以达到 135°。

他的下属也很高兴,在我治疗结束时说:"抬得高多了。"

故事三

L 先生是一位更大的领导,从事外交工作,也患有肩周炎。按通常意义上讲,根据他的年龄(70 岁左右)应该不再诊断为肩周炎了。然而他确实有肩痛、广泛功能受限。我用了同样的柔和的手法给他治疗,他感觉非常好。

治疗中,他问我:"于大夫,你有什么治疗理念吗?或者说治疗思想。"

"以您这个病来说,以前我都用对抗性的治疗方法,抬不起来就抻,往后去不了就扳,后来我发现这样治效果并不好。"我说着,L先生听着,"也不能说不好,只能说那也是一种治疗风格。"

"可你的手法并不是这样的呀。"

我说:"是,我借用了中国古代兵法中'不战而屈人之兵'的思想,用于治疗肩周炎,效果不错。"

L先生听后一下就来了精神,说:"你具体说说怎么不战,怎么屈人之兵。"

我说:"我现在治疗肩周炎,不再用特别重的手法,就用那些很轻、很柔和的手法,这样患者痛苦小,也就放松了,与此同时我再用一些帮助关节运动的手法,慢慢地肩关节的粘连就松开了。"

"嗯,有道理。"

"所以我把这样的治法称为'不战而屈人之兵',是'善之善者也'的治法。"

L先生不愧为从事外交工作的领导,他说:"你这叫'和平演变'!"

我们都笑了。

专业提示

1. 肩周炎的四大治疗原则:活血、祛瘀、助动、宣散。

2. 肩周炎的十大治疗手法:①手法活血;②点揉痛点;③摇法助动;④内收

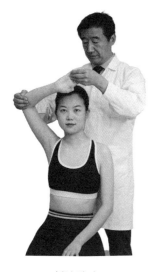
摇法助动

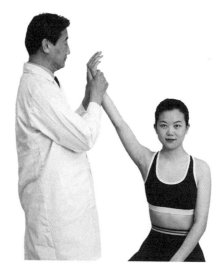
提拉助动

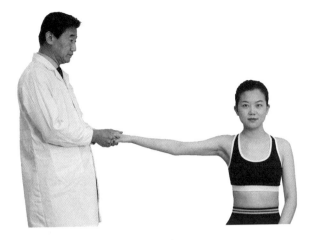

抖法松解

助动;⑤外展助动;⑥提拉助动;⑦外旋助动;⑧后伸内旋助动;⑨抖法松解;⑩环揉宣散。

3. 治疗两要点:强调柔和,每次重点解决一个方向的受限。

4. 功能锻炼十分重要:功能锻炼既可以巩固疗效,还可以加强肌肉力量,防止再粘连。可练习摸高,体后拉手,摇肩,内旋,外旋。

087 | 她的肩痛为什么可以不手术

诊断是医生的第一任务,正确的诊断才有正确的治疗。其中解剖知识对诊断具有重要意义。

几年前一患者来诊,主诉在铺床单时,就那么一抖床单,觉得肩关节被抻了一下,随即肩关节剧烈疼痛,立刻就动不了了。她到某医院就诊,医生说需要手术。因惧怕手术而前来就诊。

检查时我发现她的左肩疼痛剧烈,活动时疼痛明显,肩峰下压痛明显。

我想,若建议手术,考虑的应该是肩袖损伤。根据她的症状,先重点检查了旋转功能。我发现她的肩关节在内外旋时虽有疼痛，但不是很重，且克服疼痛内外旋功能基本上是正常的，这样就排除了冈上、冈下、肩胛下肌的损伤。

我继续检查，目的是重点除外冈上肌断裂。我嘱患者跟着我的手，做肩关节外展。患者很痛，但她可以克服疼痛完成最开始的一段外展活动，而且可以抗一定的阻力做开始的20°外展。我反复检查了几次，均可以外展。说明冈上肌腱没有断裂、大结节没有骨折。

继续仔细检查，当左肩外展至30°时，患者的疼痛开始加重，且无法克服疼痛继续外展，被动外展时疼痛难忍，无法继续检查。医学术语称为"查体欠合作"。

检查还要继续，使患者左肩做前屈至上举180°，内收、后伸时，虽有疼痛，但均可以勉强完成。

这时我拿过患者的X线片，开始读片。X线片显示肩关节大结节上方可见钙化影，肱骨、肩胛骨、锁骨的骨皮质连续，肩关节对位良好，余未见异常。

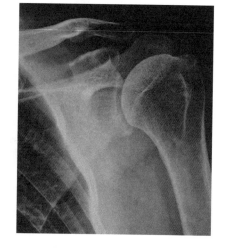

至此，为了缓解患者的紧张情绪，我和患者开了个玩笑："谁让您长得这么白呢，所以才得这个病。"

患者也笑了，问："这个病和我长得白不白有关系？你别逗我了。"

我说："当然有关系。"

最终我的诊断为"肩峰下滑囊炎、冈上肌腱炎、冈上肌腱钙化"，建议她好好休息肩关节。2周后疼痛明显缓解。

专业提示

1. 冈上肌腱钙化好发于白种人（与病人说的只是玩笑，因为我们都是黄种人，只不过她长得白）。

2. 冈上肌腱是肩袖中的上袖。冈上肌的作用是使肩关节外展0°~15°。因患者可以做肩关节开始外展的动作，且可以抗阻力，因此可以判断冈上肌未断裂，也就不用手术。

3. 骨伤科临证时,应区分主动运动受限和被动运动受限,并结合临床症状、压痛部位、体征综合分析,做出定性、定位诊断。

4. 冈上肌腱的上方是肩峰下滑囊,因此对"疼痛弧"的分析是责之于冈上肌、还是定位于肩峰下滑囊,亦应综合分析。个人认为临证时很难截然分开。

088 | 成人桡骨头半脱位

"理法方药/术"的学习中,理是根。抓不住根,"药/术"将是无源之水,无本之木。这里不仅讲了治病的术,更讲了治病的理。

都说桡骨头半脱位好发于4岁以前的儿童,但我治疗了一例42岁的病人。一次值班,晚上8点多来了一位42岁的女患者,主诉右肘疼痛。问诊得知,下午她与一同事闹着玩。同事站在台上,她站在台下。同事想把她拉上台,她想把同事拉下台。相互拉扯几次,各自都没成功。可在她没注意时,同事又突然拉了她一下。这一拉可了不得了,她立刻就觉得右肘无比疼痛,随即到单位的医院诊治。在单位的医院拍了X线片,未见骨折,但因疼痛剧烈,在局部做了"利多卡因"封闭治疗。封闭后疼痛缓解,但是回家后越来越痛,不得不来急诊治疗。

我给她检查时发现,右肘关节呈屈肘旋前位,左手扶住右前臂,肘关节没有明显肿胀。因为疼痛,病人不敢屈伸肘关节、旋转前臂,右手也不敢动。依次检查了内髁、外髁、冠状突、鹰嘴等处,均没有明显压痛。有诊断意义的只有桡骨头处的压痛。

我看了她带来的X线片,虽然不是很清晰,但确实上述关键部位没有骨折。那么,我应该怎么办呢?还是再拍一张角度更好、更清晰的X线片吧。

于是我给病人开了X线申请单。病人去拍片了,我在诊室里思考着:她带来的X线片虽然不是很清晰,但基本可以确定没有骨折。一会儿病人拿回来的X

线片,要是依然没有骨折,我应该如何治疗呢?总不能再打封闭吧!

我心里想:是不是骨折?一会儿看片子立刻就可以见分晓。若不是骨折,会不会是软组织撕裂伤呢?应该不是,就她损伤的性质和强度来说,不会痛得不能动。脱位?更不可能。那么,会是什么呢?有一种可能性最大,那就是桡骨头半脱位。但所有书上都说:好发于4岁以前儿童。现在这位42岁了,距离通常的发病年龄太远了吧?但从她的病因、症状、体征来看,太像了。

我还没完全想明白呢,病人已经回来了。放射科检查报告上明确写着"未见骨折"。我仔细看了片子,确实没有骨折。

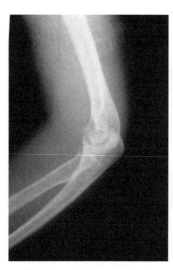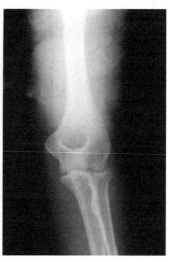

我对病人说:"先给你做个整复,如果成功了,立刻就会好。如果不见好,就外敷些药,然后固定,回家休息静养吧。"病人点了点头。

我开始按桡骨头半脱位整复,牵拉、旋前。但是没有听到"弹响",我开始忐忑起来。因为自从学会整复桡骨头半脱位,两手一但接触患者,2秒之内一定会出现弹响,从未失手,可是这次没听到弹响,也没感觉到弹动。在我做整复时,病人还喊:"痛!"我说了句:"坚持!"

诊断错了?不会吧?牵拉引起、疼痛、压痛、屈肘旋前位、不能动、未见骨折,脑子里飞快地总结着这些"四诊所得"。

没有骨折,这样治疗应该没有错误。旋前不行,那就旋后。我快速地调整了手的位置,做第二次整复:牵拉、旋后。可还是没有听到弹响,也未感觉到弹动。

病人这次不仅喊痛,还边喊边往起站。我说了句:"不动!"

平时总说"脑子里像过电影似的"。真是这样。我快速地想着各本书上讲的桡骨头半脱位的整复方法、回想着不同老师整复的场景、难治桡骨头半脱位的整复方法。怎么办?用哪个?还是诊断错了?来不及"过电影"了,继续!第三大招——屈肘!

我再次调整了手的位置,做第三次整复尝试:牵拉、屈肘。就在屈肘那一刻,那悦耳的、期盼已久的、早就该出现却迟迟未至的、天籁般的弹响音出现了。我比病人先长出了一口气,她的肘关节不痛了、能动了,她也笑了。

什么叫"把心放肚子里",什么叫"如释重负",什么叫"成功后的喜悦",我懂了,体会到了!

专业提示

1. 上学时总是注重"理法方术"中"术"的层面,即使老师用心讲"理法方",也不爱听。殊不知,"理"是根基,没有根基,"术"将成为无源之水、无本之木。本例就是从损伤机制来诊断、治疗的。如果没有抓住这个"理",本病的治疗不会顺利。

2. 艺不压身。虽说"千招会不如一招灵",但要追求"千招灵胜一招灵"。本病整复中先后用到旋前、旋后、屈肘三大招,其实还有第四招缠头。第一招用了很多次,第二招、第三招只用了这一次。如果只会一招,就没有这个故事了。第四招我只听过,还没见过,更不要说用过了。

3. 就此病例我曾请教过一位专家,专家说他治过与此相类似的 16 岁男孩。我回想了一下,除了这例是 42 岁,我还治过一例 6 岁、两例 8 岁,其他的都是 4 岁以前的儿童。

089 | 详解桡骨头半脱位整复手法

详解整复,精进手法,知常达变,快乐从业。

上篇故事讲到桡骨头半脱位整复有四大招。

但说真心话,我只用第一招。为什么呢? 因为有效、快捷。请允许我给您做一个详解吧。

这一招叫牵拉旋转复位法。这一整复方法是广安门医院骨科刘洪旺老师教我的。具体方法如下:

以右侧为例。医生右手拇指置于患儿桡骨头的内侧(从解剖上讲是桡骨头的前侧),左手虎口向上,拇食两指握住患儿的前臂下段。在牵拉的情况下,极度旋前患儿前臂,听到弹响即表明复位。

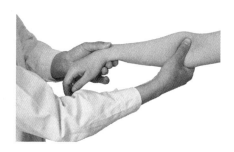

牵拉旋转复位法

专业提示

1. 应旋前。因为患儿前来就诊时,前臂处于"旋前"位,因此极度旋前到最大限度的旋程(旋转的路径)最短,时间最短,速度最快,患儿疼痛的时间也就最短。通常患儿还没来得及哭出来,就结束了。绝不夸张,1秒搞定。

2. 应极度。本法的要点在于"极度"。也就是说:没有听到弹响、没有感觉到桡骨头的弹动,就不要结束旋转。当然做多了,手下有感觉了,旋转的程度、角度就能形成"动作定势"。

3. 虎口向上。虎口向上的目的是能使"拇食两指握住患儿的前臂下段"。

4. 关于牵拉。我学习时刘老师就说牵拉是第一步。后来通过解剖分析,临床实践,我个人有个"小认为",那就是采用以旋转为主的整复方法,牵拉没有实质意义。也就是说可以不牵拉,不牵拉不会影响整复效果及整复速度。之所以说是"小认为",因为我觉得对其他一些整复方法,牵拉还是有意义的。

090 | "牵拉肘"这一病名的局限

"牵拉肘"这一病名有其局限性,因为"牵拉"仅是常见原因之一,请看导致本病的其他原因。

我们通常称桡骨头半脱位为"牵拉肘",是因为绝大部分由牵拉引起。但是,也有不是因牵拉引起的。请看以下三个病例。

病例一:不要认为牵拉肘都是别人拽的。请看这个小孩自己拽成了半脱位。

一宝宝睡醒后在床上玩。孩爸睡懒觉,一翻身,把孩子的胳膊压住了,过了一会儿,孩子大哭。为啥?孩子自己往外拽,结果桡骨头半脱位。手法整复,孩子立刻停止了哭闹。

病例二:非牵拉,而是旋转引起的。

妈妈坐着,一宝宝在妈妈两腿之间玩儿。玩着玩着,不想玩了,就双手扶着妈妈的腿,扭身要走。扭过身后,孩子大哭,桡骨头半脱位,手法整复,孩子立刻停止了哭闹。

病例三:幼儿园新来的老师领着小朋友做操,喊了声"手放下",结果两个小朋友桡骨头半脱位。

幼儿园来了一位新老师,带着小朋友做操,左手领着一个小朋友,右手领着一个小朋友,口中还喊着号子:"伸伸胳膊、伸伸腿,手放下!"老师两手向下一放,左手的小朋友大哭,右手的小朋友也大哭。为啥?就这一声"手放下",喊得太干脆了,做得也太"利落"了,左右两边的小朋友双双桡骨头半脱位。左边的小朋友右侧桡骨头半脱位,右边的小朋友左侧桡骨头半脱位。手法整复,两个小朋友立刻停止了哭闹。

专业提示

1. 桡骨头半脱位最常见的原因是外力牵拉(如上一篇故事中的病例)。

2. 桡骨头半脱位不常见的原因是自己牵拉(如病例一)、过度旋转(如病例二)、牵拉加旋转(如病例三)。

091 | "妈妈手"的治疗

> "妈妈手"是年轻妈妈最容易得的病,手法治疗非常有效。

前不久,一位病人进了诊室就说:"大夫,您帮我看看我的手腕,疼得不得了。"

我一看,是一位30岁左右的年轻女士。笑着说:"好!好!好!我帮你看。"

说着拍了拍椅子,示意她先坐下,"坐下说。哪边痛呀?"

"这边、这边!"说着,女士将左手伸了过来。

"刚生完小孩没几个月吧?"我问。

"您怎么知道的?"女士有些惊讶。

"抱孩子抱的。"我说。

"真的呀?开始还没这么痛,这几天越来越痛,痛得厉害,都不敢抱孩子了,怕抱不住,再把孩子给摔了。"女士继续问,"大夫,这是什么毛病呀?"

"这就是'妈妈手'。"

"什么?'妈妈手'?"

"对!就是年轻的妈妈,或奶奶、姥姥抱孩子抱的。"

"对对对,我手痛,不敢抱孩子,我妈抱孩子的时间就长了,结果这两天她也开始说手腕痛,我还以为这病传染呢。"女士说,"那这病应该叫什么呀?"

这个病叫"桡骨茎突狭窄性腱鞘炎"。

⊙**专业**⊙**提示**

1. 关于本病:桡骨茎突狭窄性腱鞘炎是指发生于桡骨茎突部的,拇长展肌与拇短伸肌腱鞘的狭窄性病变,男女发病比例大约为1∶6。

疼痛部位

2. 病因提示:好发于手工劳动者,年轻的妈妈,或奶奶、姥姥因抱小孩而得本病的非常多。因此本篇故事里我猜测患者刚生完小孩没几个月。同样的道理,有时我们问那些年龄大一些的患者:"抱孙子抱的吧?"这些奶奶、姥姥也会觉得惊讶。

3. 确诊方法:除了腕关节侧面疼痛、压痛、肿胀(一般较轻)外,嘱患者拇指

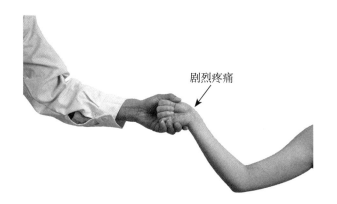

剧烈疼痛

在里四指在外握拳、尺偏,桡骨茎突部(腕关节侧面)疼痛者就提示是"妈妈手"——桡骨茎突狭窄性腱鞘炎。

4. 治疗提示

(1)点揉活血:患者取坐位,医生一手托住患者腕部,以另一手的拇指、鱼际在桡骨茎突部施以揉法。力量宜小不宜大,以起到舒筋、活血的作用。

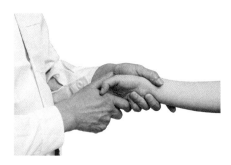

环形揉动

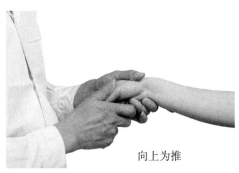

向上为推

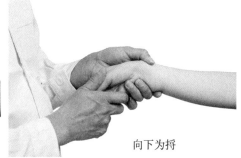

向下为捋

上下推捋

(2)推捋消肿:在腕关节桡侧涂少量按摩乳,上下推捋以消除腱鞘内肿胀。

(3)拔伸助动:医生一手拇指点揉痛点,另一手握住患侧拇指拔伸,并使腕关节及拇指尺偏、桡偏以疏通狭窄帮助拇指运动。

(4)擦以温通:沿腱鞘走行方向做擦法,以透热为度,以达温通经络的目的。

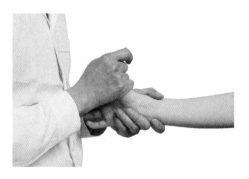
牵拉拇指

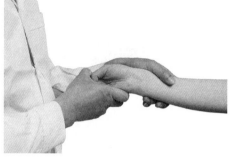
上下推擦

5. 注意事项

（1）治疗期间充分休息，避免接触凉水。

（2）可嘱患者局部涂一些外用活血药，自我按摩以巩固疗效。

（3）也可采用中药外敷，或外贴活血祛风湿的膏药。

092 | **腕骨错缝**

> 腕骨错缝并不少见，介绍个"一招制敌"之法。

一患者急匆匆地走进诊室，焦急地说："大夫，快帮我看看这手。"

我一看，他左手托着右手手腕。"怎么了？别着急，慢慢说。"

"我这个手不会动了。"

"痛不痛？"

"痛！痛得厉害。"

"怎么弄的？"

"刚才，就刚才，我拎了点东西，放下那箱子，手就开始痛，越来越痛。"

"摔了吗？"

"没有。"

"以前疼过吗？"

"没有。"

"你拎的什么呀？"

"一个箱子，有百十来斤。"

至此，我大体知道一二。"没事，"我说，"我给你查一下。"我让患者的左手松开，我一手握住他的前臂下段，另一手握住他的手，稍稍用了点拔伸的力。

我能感觉到患者很紧张，因为他的左手有些"恋恋不舍"，总在我的手边，做出"随时制止我检查"的样子。

我拔伸的力并不大，时间也不长，也就十秒钟。然后我慢慢、慢慢地减少拔伸的力量直至松开。

我对患者说："来，动一动。"

患者有些疑惑，因为他不认为我给他做了治疗，问我："怎么动？"

我边做腕关节屈伸边说："就这样动。"

患者小心翼翼地、轻轻地动了一下腕关节，然后停了一下，歪着头，看着他的手，好像在琢磨着什么、确认着什么。

我问："还痛吗？"

患者摇了摇头。

我说："没事的，动一动，不会骨折的。"

也许是我的鼓励，也许他感觉到了疗效，虽然动得很慢，幅度也不大，但他开始摇动他的手腕了。摇了摇，他说："怪了，到您这儿怎么不痛了？"

专业提示

1. 错缝的理论：中医伤科称错缝为"筋出槽，骨错缝"。如果用一个字来概括，我就用"乱"，即骨乱、筋乱、筋骨乱。

2. 错缝的治则：关于错缝的治疗原则，在《按摩推拿学》教材中是这样写的："乱则复之"，即无论骨乱、筋乱，还是筋骨乱，均要复位。

3. 错缝的治法：拔伸乃"伤科治疗第一法"，用的是"欲合先离"的思想，临证之时当品其无穷的妙趣，享其显著的疗效。无论是骨折脱位，还是错缝伤筋，屡用屡效。

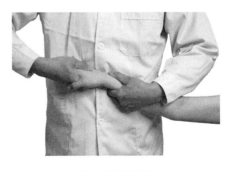

腕骨错缝整复法

093 | 有些腕关节扭伤不能揉

有些"腕关节扭伤"不能揉,因为腕关节扭伤后可能有 3 种损伤结果。

同事腕关节扭伤了,来找我,想让我给她揉一揉。检查后我发现她的腕关节痛、下尺桡关节松。我对她说:"你这个腕关节伤了,先不要揉,我先给你拿绷带固定一下,休息几天。"

她说:"别用绷带固定了,不好看。"她这么一说,我也就没给她固定,嘱咐她尽量少做能引起腕关节疼痛的动作,如拧毛巾、扫地、向下按、提重物等。

过两天她又来了,伸着胳膊对我说:"你看,肿了。"

我一看,腕关节真的肿了。"是揉了? 还是干活时又伤到了? "她说:"是,让你们系的一个学生给揉了揉,揉完就肿了。"

我说:"还是用绷带包扎固定一下吧。"经过包扎固定,两周后她的腕关节不痛、不肿、活动如常了。

(专业)(提示)

1. "腕关节扭伤"是一个普通得不能再普通、常见得不能再常见的损伤了,但这 5 个字没有告诉我们损伤部位、损伤程度,也就是既无定性诊断,也无定位诊断。

2. 以"腕关节扭伤"为主诉就诊的患者,最常见的是韧带损伤,也可以见到软骨损伤、骨折。

韧带损伤可见于腕关节各韧带。

软骨损伤是指三角软骨板损伤,此时还会伴有下尺桡关节松动、尺骨小头向背侧移位,治疗时一定要固定。

骨折最多发生在尺骨茎突。我曾在一周内接诊 3 例腕关节扭伤患者,通过 X 线检查,有 2 例尺骨茎突骨折(临床中虽然不会这么高发,但提示医生诊查时需谨慎)。更重的损伤时可见到桡骨、尺骨、舟骨骨折。

3. 再次分享我的体会:"扭伤"只是

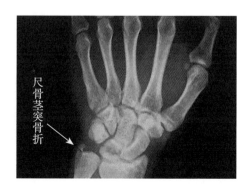

尺骨茎突骨折

病因而非病名,诊断时当先确定病位与病性,必要时应当拍片确诊并留作临床资料。

094 | 一种常见的髋关节疾病

> "粘连性髋关节炎"的诊断要点是:有髋关节过度使用史或外伤史,髋关节疼痛和功能受限,无影像学改变。手法治疗非常好,功能锻炼非常重要。

一次,一位 30 来岁的女患者来诊。我问她:"您哪儿不舒服呀?"

她说:"刚才看见一个彩色的鸡毛毽,特别好看,就没忍住,踢了一下。结果大腿根这儿抻了一下,痛的不得了,差点摔倒。"

"还有别的不舒服吗?"

"没有了。"

"以前痛过吗?"

"没有。"

"受过伤吗?"

"没伤过。"

我问她:"做哪个动作扭伤的呀?"

她站起来,一手扶着诊台,用左腿学了一下踢毽的动作。至此,我想她应是髋关节扭伤,于是我说:"我给你检查检查吧。"

我让患者躺在检查床上,给她检查。检查时我发现,她的双下肢无明显畸形,双下肢等长,下肢力线正常,髋关节压痛并不明显。然而髋关节内旋、外旋、屈曲三个方向的活动明显受限且疼痛。进而我又查了髋关节内收与外展功能,同样受限。我又让患者改为俯卧位,检查髋关节后伸功能,不出所料,后伸功能也受限。

这是什么病呢?只踢了一下毽子,就导致髋关节各方向活动受限,用"髋关节扭伤"不太好解释。我再次问她:"以前伤过吗?"

她说:"没伤过。"

我建议她去拍片检查,然后再治疗,但病人和我商量,坚持要先治疗后检查。治疗后病人髋关节活动受限明显缓解,但并没有完全解除。我叮嘱病人做相应的功能锻炼,病人满意地走了。经过三次治疗,加上她自己的功能锻炼,患者的髋关节功能全部恢复了。

在第二次、第三次治疗中,病人和我聊天,聊起来她前不久去爬山,往上爬时没有什么不适,但下山时一个一个台阶下,下山后就觉得腿痛,而且痛了一段时间。她自己认为是爬山累的,并没有多想。后来就出现这次踢毽导致的疼痛。

根据病人由爬山、踢毽导致疼痛的过程,以及治疗过程,我考虑病人的髋关节应是"粘连"性质的关节炎,暂且把这个病称为"粘连性髋关节炎"吧。其实这个病很像肩周炎,临床中还是很常见的。

就在写作这篇故事的过程中,我又接诊了这样一例患者。这位患者也是女性,也是 30 岁左右,因为前不久练功时过度追求高难度动作而引起的。

专业提示

1. 病因提示:"粘连性髋关节炎"几乎都有髋关节过度使用的过程,紧接着就出现疼痛。因患者知道是累的,所以通常以休养代替就医。此时有可能痊愈,也可能出现粘连。随后,当患者再一次大幅度运动时发生"髋关节疼痛",并常以"扭伤"为病因就诊。但当有严重外伤时,应首先考虑骨折、脱位。

2. 症状提示:"粘连性髋关节炎"的主要症状是髋关节疼痛、功能受限,尤以屈曲、外旋、后伸受限最为明显。患者常以不能下蹲为主诉,实为屈曲受限;常以不能跷二郎腿为主诉,实为外旋受限(本故事患者描述为踢毽);常以不能迈大步或大步跨跃时疼痛为主诉,实为后伸受限。

3. 治疗提示:手法治疗"粘连性髋关节炎"并不复杂,局部松筋后做髋关节摇法以恢复患者髋关节运动功能,有针对性地在内旋、外旋、屈曲位进行重点治疗是非常必要的。

4. 康复提示:"粘连性髋关节炎"治疗后功能锻炼是十分必要的。务必要向患者说明,功能锻炼是促进恢复、巩固疗效的重要方法。通常我都会建议患者每天晨起、上午、午前、午后、晚餐前、睡前共进行至少 6 次功能锻炼,练习髋关节各方向的运动。

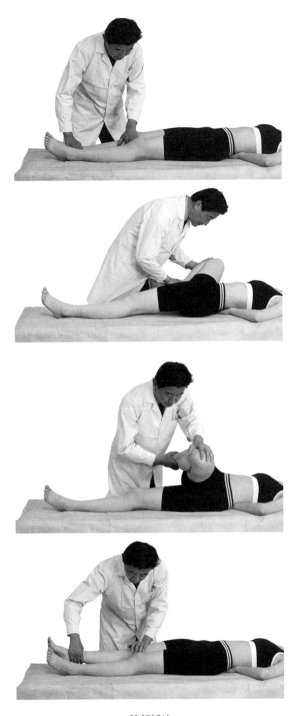

髋部摇法

| **解除膝关节交锁**

我是这样解除膝关节交锁的。

膝关节交锁是半月板损伤、关节游离体的常见症状。

我治疗的第一个半月板交锁病人是我第一次在国医堂出诊时遇到的，病人是单腿蹦着进来的。病人说："我昨天出去玩，回来就觉得腿很累，膝关节有些不舒服。今天早上醒来，觉得更不舒服了，就赶紧来看医生。还没到医院呢，这膝盖就伸不直了，弯好像还行。我还没挂号呢，您能先给我看看吗？"

我说："我先给您查查吧。"

病人躺在床上，右膝呈半屈曲位，能屈但不能完全伸直，膝关节内侧疼痛明显，压痛也在膝关节内侧间隙。

这是我第一天出诊，是第一次单独诊疗，而且还是第一个病人。心里有些没底。

我想这应是膝关节交锁。据说反麦氏操作即可解除交锁，但实习时没见过呀。咋办呢？治还是让他另请高明？

虽然有着复杂的心理活动，但我表面还算镇静。

我说："我给您试着治一下，要是好了您再去补一个号，要是没好再说。"

病人同意了。

我给他按麦氏征相反方向做了手法，即屈膝外展小腿，同时轻轻地旋了一下他的小腿。我只觉得膝关节里面有一微小动静。

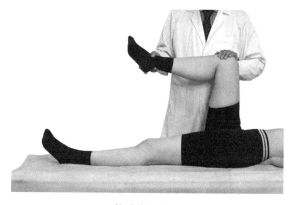

仰卧位摇膝法

一下就成功了!

现在分析起来,由于患者膝盖不舒服,走得慢,又是在来医院的路上出现的交锁,交锁后蹦着进来,患侧膝关节也就没再受力。因此他的交锁程度不是很重。所以一次复位就成功了。

后来还治过一些半月板交锁的患者。疗效分三种,第一种是完全解除;第二种是部分解除,病人自己再一活动就彻底解除了;第三种是没有成功解除。

(专)(业)(提)(示)

1. 交锁可出现于半月板损伤、关节游离体。

2. 反麦氏操作是较为有效的解除方法。但是我个人也有不成功的、解除一半的案例。还有一些利用牵拉、抖动成功解除交锁的案例。

3. 解除交锁的重点是反复屈伸 + 牵拉交锁侧的关节间隙 + 小幅度反复旋转小腿。

4. 不能成功解除交锁时不要急于求成。因为有时患者休息一晚,肌肉放松,可以自动解除或再施复位手法即可成功。急于求成,膝关节可能会出现新的损伤。

096 | **看推拿如何治疗关节术后僵硬**

"筋喜柔不喜刚"是治疗伤筋的总则。请看如何利用这一原则治疗膝关节手术后的关节功能障碍。

16 年前,我校的一名学生是武术运动员,曾是全国武术冠军。

一次,她在参加比赛时,因场地问题,不慎将膝关节交叉韧带和内侧半月板、内侧副韧带损伤,即膝关节损伤三联征。

手术医生考虑到她太年轻了,同时还要继续训练、比赛,术中将她的韧带固定得比较紧。

然而,韧带虽然接上了,但膝关节不能完全伸直,也不能完全屈曲了。不能伸直使她没办法正常走路,不能屈曲让她无法下蹲。不要说运动生涯,就连生活都很困难。她十分绝望,天天以泪洗面。

她首先接受了康复治疗,主要动作就是膝关节屈伸,但多次治疗后不见好转,而且过程十分痛苦。她来找我是想通过推拿手法进行治疗。

我问她:"康复师如何治疗的?"

她说:"因为我的腿不能弯曲,康复师每天给我做屈膝动作。到不能弯的角度时康复师就使劲用力,痛得我就大声叫。每天治,治了很多次了,可就是没有任何好转。"

我想:我也没有什么好办法,治疗也要以伸膝、屈膝为主。在"筋喜柔不喜刚"的理论指导下,我按自己总结的"伤科治疗原则",确定以"松筋、活血、助动"为治疗原则,并配以相应手法,开始了治疗。

"松筋"就是针对膝关节周围的肌肉和韧带做揉法、拿法,使膝关节周围的肌肉、韧带放松。

"活血"就是在膝关节周围痛点处做点揉法,达到活血止痛的目的。

"助动"就是帮助患者做膝关节屈伸、摇动。

手法简单得不能再简单了。可是看似简单,但每次治疗效果都很明显。很快她的膝关节就恢复了,连康复师都很惊讶。

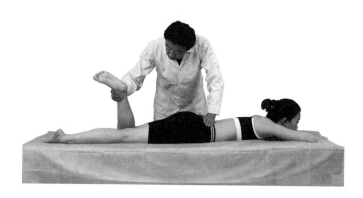

俯卧摇膝法

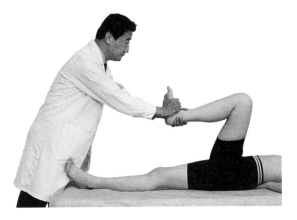
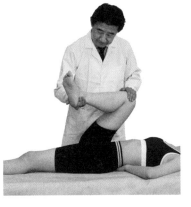

膝关节拔伸法　　　　　　　　　　　仰卧摇膝法

专业提示

1. "筋喜柔不喜刚"是治疗伤筋的指导原则。

2. 助动是治疗的主要原则、是关键手法，但"松筋""活血"是基础治疗，就像大厦的基石一样，至关重要。所以"松筋、活血、助动"既是治疗原则，也是治疗的顺序。

097 | **青少年膝痛**

青少年膝痛非常多见。是什么病？什么原因引起的？如何治？如何预防？

有一个邻居，我总逗他家儿子，叫他"周瑜大都督"。他妈妈跟我说："我儿子最近这几周总说腿痛，尤其是周三，一回来我就看他走路不对劲儿，睡一宿觉也不好。"

疾病与天气、季节、情绪等因素有关的不少，但与星期几有关的可是不太多。基于这一点，我分析一定与他周三这一天的活动有关。

当时他家儿子14岁，初二。

听故事　学临床　　169

我问他："周瑜大都督，你周三都有什么课？"

"有语文、外语、数学，下午有体育课。"

"体育课都练什么？"

他说："最近在练短跑、跳远。"

"那课后锻炼做什么？"我问。

"我们下午上体育课，练一会儿跑步，再练会跳远，"孩子说，"然后老师给我们男生一个足球，我们就踢球去了。"

"那踢多长时间呢？"

"一周就这一天能踢球，我们都踢到老师轰我们走时我们才走，怎么也得2小时吧。"孩子悄悄地跟我说。

我问他："你妈妈知道你在学校踢球吗？"

"小点声，不能让她知道，她就知道让我学习。"

"那你的腿痛是不是膝盖下面痛？一般痛三四天？"

"对对对！就是膝盖那儿痛。一般三四天就好。"

至此，腿痛的诊断基本明确了。我看了一下他的膝关节，按了按他的痛点，证明了我的判断。

专业提示

1. 诊断：本篇故事所讲是典型的"胫骨结节骨骺炎"。

2. 发病特点：好发于运动量较大的男性，尤以是喜欢踢足球、跳、跑运动的人群，发病年龄多在13~15岁。

3. 解剖：胫骨上端有2个骨骺。胫骨结节骨骺于出生时即存在，男15岁、

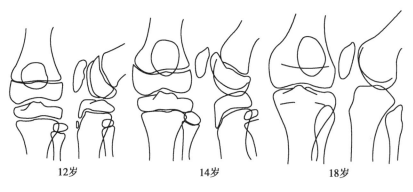

12岁　　　　14岁　　　　18岁

发育中的膝关节骨骺

女 16 岁、最晚 20 岁骨骺完全闭合。所以胫骨结节骨骺炎高发年龄段为 13~15 岁。按现在儿童入学情况，一般患病的多为初二、初三的学生。

4. 病因：反复的牵拉（如跳跃、奔跑、踢球），或暴力牵拉均可造成胫骨结节骨骺损伤。因为“周瑜大都督”周三上体育课，又悄悄地踢球，所以他妈妈发现他周三放学回家就不对劲儿。

5. 症状：膝关节下方（胫骨结节处）疼痛、压痛，胫骨结节处可见肥大隆起。疼痛的部位与压痛是诊断本病的关键。

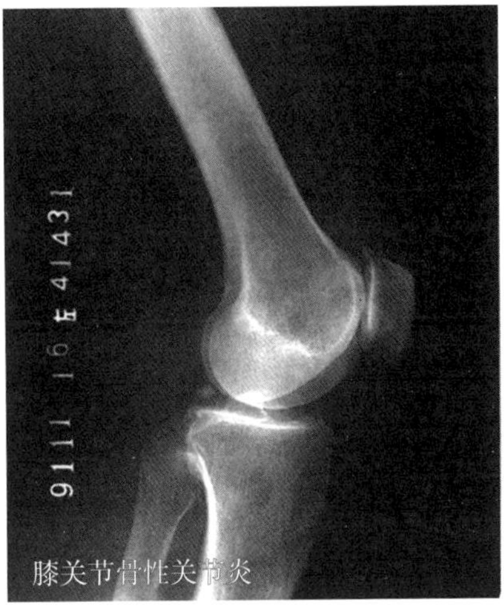

成人膝关节

6. 治疗：以祛瘀、消肿、止痛为治疗原则。在局部施以轻柔、缓和的揉捻、推捋等手法，效果非常好。

7. 建议：减少运动，注意休息。也可适当使用活血类的外用药。

098 小孩子腿痛是什么病

小孩子腿痛、膝痛是什么问题？大多是“生长痛”。那么，什么是生长痛？病因是什么？症状有哪些？如何治疗？

一次，一家老少四口，带着宝宝来看病。有拿挂号单的，有领着宝宝的，有拿水壶、水果的，有拎着儿童滑板车的。四个大人鱼贯而入，不知道的以为宝宝得了多么重的病呢。

可宝宝是蹦进诊室的，东看看，西瞧瞧，一点没看出有病的样子。孩子长得很壮实，虎头虎脑的。

没等妈妈开口，奶奶便说：“大夫，给我孙子好好看看，我谢谢您了。”

爷爷则站在门口看着所有的"行头",还不时地踮脚向里张望着。

我问："孩子几岁了，3岁？"

孩子妈妈回答："还差2个月3岁。"

"哪儿不舒服呀？"我问。

"腿痛、腿痛，我儿子老说腿痛。"孩子爸爸抢着说。

"什么时候开始的？"

"记不清了，隔三差五的就痛一次。"孩子妈妈说，"昨天夜里痛得还哭了。大夫，不会有大事吧？"

"白天痛吗？"

"偶尔，大部分是夜里。"孩子爸爸说。

"具体哪儿痛？左腿右腿？大腿小腿？还是整条腿都痛？"

"他好像一会说左腿痛，一会说右腿痛，一会说是骨头痛，一会说是肉痛。"奶奶说。

"和运动有什么关系吗？"

"没准，好像没啥关系。"爷爷在门口大声回答着。

我问着，四个大人轮流回答着，有时我都不知道对着谁问了。可孩子却在诊室里蹦来蹦去。

"来，让我看看。"

孩子妈妈赶紧把儿子抱起来，我示意她把孩子裤腿撩起来。我仔细检查着，没有明确的压痛，也无红肿、无畸形。

根据孩子的体质(壮实、虎头虎脑)、年龄(3岁左右)、症状特点(间断疼痛、小腿痛、双腿)、检查所得(蹦着进来，无红无肿、无畸形、无压痛)，本病应是小儿常见的"生长痛"。

后来过了很长时间，孩子爸爸因腰痛就诊，说起那次带孩子就诊。孩子爸爸说："找您看完后我们还是不放心，又去了几家医院，找了几个专家看，都说是生长痛，后来我们也就没管他，再后来孩子就不痛了。"

(专业提示)

1. 概念：生长痛是指儿童小腿、膝关节周围的疼痛。

2. 病因：多因儿童生长过快、活动量过大，或相对营养不足(其实不是营养不足，是相对小儿生长过快而言)引起。

3. 疼痛特点:多为小腿疼痛,偶尔腹股沟处疼痛;多为骨痛或肌肉痛;夜间疼痛明显,也可白天疼痛;可单侧也可双侧;局部不红不肿。

4. 治疗:一般无需治疗,注意减少运动,增加营养。若疼痛较重时,可以在局部做热敷、按摩。

099 | 踝关节扭伤要当心

> 脚踝扭伤要当心,骨折脱位韧带伤。诊断定性与定位,X线片作依据。

踝关节扭伤的病人太多了,但踝关节扭伤可要当心呀。

曾接诊过一例"踝关节扭伤"的患者。这个病人之所以让我印象深刻,有以下4个原因:

第一,他在别人的搀扶下,似乎是一点点蹭着进来的,又像是一点点蹦着进来的。我一看他的脚肿得皮肤都透亮了,几乎像个球,足踝部瘀紫明显。

第二,在我问他扭了几天时,他说好几天了。我问他为什么肿成这样才来看,他说一直在看,一直在揉。我问他没去拍个片子吗? 他说没有,先后有3个医生给他治过了,因为不见效,才到骨科。

第三,我一检查,发现病人外踝尖、内踝压痛,除此之外,后踝压痛亦非常明显,且以这些点为中心,肿胀、瘀斑明显。

第四,拍片证实患者是"三踝骨折",即外踝、内踝、后踝骨折。

专业提示

1. 踝关节扭伤,普通得不能再普通,常见得不能再常见了。但是并不是所有的踝关节扭伤均可以用按摩、针灸来止痛。因为"踝关节扭伤"5个字中"踝关节"是部位,"扭伤"是病因,这5个字没有告诉我们损伤的组织定位和程度。

2. 以"踝关节扭伤"为主诉就诊的患者,可以见到骨折、脱位、韧带损伤。压痛点及压痛特点对于诊断非常重要。

3. 骨折可以发生在以下部位:内踝、外踝、后踝、第 5 跖骨基底部,还可以见到胫腓骨骨折。可出现距骨的内外侧脱位、距骨后侧脱位。韧带损伤可以发生在外侧副韧带、内侧副韧带、下胫腓韧带。

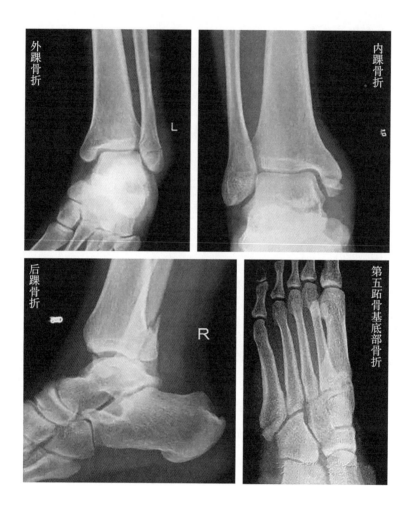

4. "扭伤"只是病因而非病名,诊断时当先确定病位与病性,必要时应当拍片确诊并留作临床资料。

100 足部错缝的整复

足部错缝偶尔是可以见到的。手法整复,立竿见影。

曾有位患者,右脚抬起,用左脚蹦着进入诊室。一看便知是脚受伤了。

"怎么脚崴了?"

"不是崴的,是蹾的。"

我让患者坐在诊查床上,看到脚趾处有些轻微的挫伤,右足背外侧中间处有些肿胀、异常,但我并没有马上按这个部位,而是先查了内踝、外踝、内踝尖、外踝尖、第5跖骨基底部,均没有明显的压痛。然后我仔细地观察着他的第4跖趾关节处。

"痛!大夫,你轻着点儿。"当我用拇指轻压住第4跖趾关节处时,患者大声地叫了起来。

我又用拇食指捏住第4跖骨头,向近端一推,同时问:"痛吗?"

"痛!"她同样大叫一声,"痛死我了。"

我轻轻地摸了摸右侧第4跖趾关节,有些不平。

我再次用右手的拇食指捏住患者的第4跖骨头,左手拇指放于第4跖骨基底部稍前方,一切准备妥当,我问:"3年前你崴过脚吗?"

患者稍微歪了一下头,回忆着,并小声嘟囔着:"3年前?"

实际上这是我在分散她的注意力,就在患者思考着这个"奇怪"的问题时,我的右手先是用力、迅速一拔,然后左手拇指用力向下一按,只感觉到第4跖趾关节处轻轻一动,我知道复位了。

就在我按压的一瞬间,患者的脚向回一缩,同时喊了一句"哎呦哎"。

我说:"好了,下地活动一下。"

患者半信半疑地下地活动了一会儿后说:"嗯,好了一大半。"

专业提示

1. 病因病位:多见于踝关节扭伤、足蹾伤。可发生于跖趾关节。资料显示还可发生于跖骨间关节、跗骨间关节(这两种情况我没治过)。

2. 诊断:主要通过触诊、分析解剖对位、双侧对比来检查。另外,整复后症

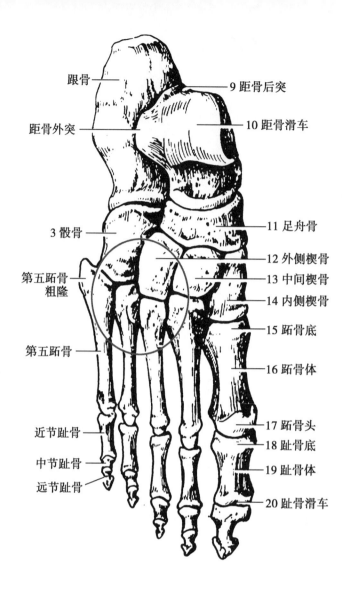

跟骨

距骨外突

3 骰骨

第五跖骨
粗隆

第五跖骨

近节趾骨

中节趾骨

远节趾骨

9 距骨后突

10 距骨滑车

11 足舟骨

12 外侧楔骨

13 中间楔骨

14 内侧楔骨

15 跖骨底

16 跖骨体

17 跖骨头

18 趾骨底

19 趾骨体

20 趾骨滑车

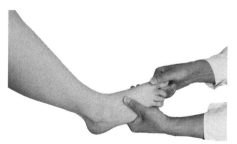

错缝整复

状明显缓解者也可以反推出诊断为"错缝"。

3. 整复后无需固定，减少剧烈活动 1~2 周即可。如果肿胀较重，早期可以考虑冷敷、加压包扎、抬高患肢，用一些外用药。

101 | 推拿治疗失眠

"推拿调神"不仅能治疗失眠，还对眩晕、紧张、焦虑有很好的疗效。

2006 年我与 W 教授共同在 S 国讲课，也与他住在同一个单元里。一天我俩同时有课，路上闲聊。他问我："今天你讲什么？"

我说："失眠。您呢？"

"推拿能治失眠？" W 教授不解地问我。

"可以呀，"我解释到，"不仅推拿可以治失眠，而且推拿调神的效果还相当好。"

"在哪儿做手法？"

"主要是头部。"

"我不信。吃药还睡不着呢，你在头上动来动去的，能睡着吗？"

"当然可以。"

第二天，我俩都没课，W 教授来到我房间，说："你能不能给我做个推拿调神的手法，让我感觉一下推拿是如何调神的。"

我说："当然可以了。"

于是我请 W 教授躺在我的床上，开始给他做我的"推拿调神"手法。做到第三个手法，时间也就 5 分多钟，W 教授就睡着了。我又持续地做了一会，待他睡得比较深了，才蹑手蹑脚地从房间里出来，坐在客厅里看电视。

半个多小时过去了，W 教授走出了我的房间，也来到客厅，不好意思地说："真没想到，推拿调神这么有效。" W 教授又轻轻地拍了拍头，用惊讶的口吻说："真让我这个内科教授吃惊。你应该好好研究一下推拿调神的机理。"

1."推拿调神"是一整套手法,技巧性较强,当然效果也非常好,不仅可以调神、治疗失眠,还对头晕、紧张、焦虑有很好的疗效。

2."推拿调神"主要由抹法、推法、点法、扫散法、摩掌熨目等十余个单式和复式手法组成,做的过程中先后会刺激到督脉、足太阳、足少阳等经脉的30余个穴位。

3. 这套手法操作10余分钟可起到放松作用,操作30分钟左右有很好的安神作用。

4."推拿调神"手法需要长时间练习。

5. 失眠是一复杂病症,"推拿调神"对于失眠有一定作用。若失眠较重,建议综合治疗以提高疗效。

102 | 心慌心悸的另一诊疗思路——从胸椎论治

中医推拿经久不衰,为什么? 就是因为推拿"调整解剖位置"是推拿的核心治疗技术与原理,是其他疗法不能代替的。

心慌,医学上称为心悸。中医内科学、针灸学将心悸分为虚实,虚者为阴阳、气血、脏腑亏虚,实者乃痰、瘀、火为患。

然而,许多时候心悸与胸椎、颈椎错位有关。本篇故事分享一个与胸椎错位有关的病例。

患者,40岁。主诉心慌,在针灸科就诊。主治医生通过辨证,为其针刺了内关、神门、心俞等穴,有疗效,但不显著。恰巧这名针灸医生喜欢推拿,熟知胸椎错位可以引起心悸,于是让患者找我诊治。

检查时我发现患者胸椎正直,T6 棘突两侧压痛明显,按在 T6 两侧时患者有憋气感,吸气末 T6 两侧自觉不适。

您一定想问:胸椎歪不歪?我跟您说实话:这例患者的胸椎不歪!但胸椎棘突间距与上下不一致,即 T5~6 棘突间距离大,T6~7 棘突间距离小。

于是我用"背部按法"给患者做了 T6 整复。整复很成功,整复后患者即感轻松。随访许久未再出现心慌。

我相信骨伤、推拿医生一定有许多心悸从胸椎论治的成功案例,且这一点在国外的整脊疗法中也很多。

(专业)(提示)

1. 心悸患者应首先在心内科就诊,有以下两种情况时建议在中医骨伤、推拿科就诊:第一是内科治疗无效或疗效不满意的患者;第二是心悸伴有背部不适,特别是背部疼痛、有固定痛点的患者。

2. 胸椎错位引起的心悸,不一定都表现为棘突偏歪,有些表现为棘突间距异常。

3. 胸椎错位可以发生在 T5(心俞水平),也可以发生在 T6(督俞水平)、T4(厥阴俞水平)。

4. 若因胸椎错位引起心悸,整复后患者会立刻感觉到疗效。

103 | 点穴急救心绞痛

心绞痛并不在推拿科就诊。可在我门诊时曾遇到过两例心绞痛发作,且都是首次发作、都是身上无药。

在我的临床工作中,曾经两次遇到心绞痛发作病例,且均为首发,身上无药。

第一个病例发生在夏天(记得是 1990 年的夏天)。当时诊室里还没有空调,诊室的门都是敞开的,我们也是面向诊室门口做治疗。

大约上午 10 点多,一位女士,50 来岁,出现在我的诊室门外。她看我正在做治疗,就冲我们笑了笑,站在门外候诊。可是没一会,她的脸色就变了,痛苦地蹲了下去,双手紧紧地缩在胸前。

我一看,不好! 赶紧跑过去,问她:"怎么了?"

她一声不吭,痛苦地、蜷缩地蹲在那里。

我问她:"有药吗?"

她没出声。

我赶紧双手拇指,一边一个,掐住了她双侧的内关穴。还大喊了一声:"谁有硝酸甘油?"

那时的国医堂门诊不像现在病人那么多,当时周围人很少,也没人应。

我只好紧紧地掐住她的内关穴。我想:在没有药物送来之前,这是最好的急救办法,一定要坚持住。

我正在治疗的病人也跑了出来,也帮我喊:"谁有药? 治心脏病的!"

可周围还是没人应。

就这样,我掐着病人的内关穴。有热心人帮忙推开周围诊室的门,寻求药物。

过了半分多钟,那个病人身体微微向后,瘫坐在了地上。我问她要不要躺下,她微微地摇了一下头,然后喘了口气,说:"好像过去了。"

这时有人从国医堂的另一头跑过来,往她嘴里塞了一片药。她还摇头说:"不用了。"跑过来的人说:"含着,含着,别动! 也别说话!"

又过了一会,病人彻底缓了过来。

这是我第一次用内关穴急救心绞痛。

(专业)(提示)

1. 点穴是急救最有效的手法。点穴除急救作用外,还可用于止痛、调理脏腑功能。

2. 内关是心绞痛的急救要穴。内关穴位于前臂掌侧正中,腕横纹上 2 寸处。

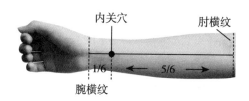

3. 在没有药物的情况下,点内关穴必须位置准、强刺激、至缓解。"位置准"就是要将力作用于两条肌腱之间;"强刺激"指力量是平时点内关的 3~5 倍,要知道平时点穴时患者已经有强烈的掌心胀痛感了,急救时要在这种力量的基础上,再增加 3~5 倍的力量;"至缓解"是一定要等到症状彻底缓解,或其他抢救措施的到来。

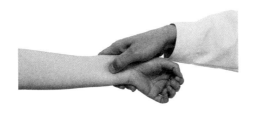

掐内关

104 | 人中穴急救治昏迷的用法

针人中、点人中、掐人中是急救、治疗昏迷的要穴。穴在哪儿? 如何用? 手法如何?

人中穴也称水沟穴,是急救要穴,用于"牙关紧闭、昏迷不醒"时的急救。人中可以用针刺,也可以用点法或掐法取得疗效。

故事一 针刺人中的故事

记得在针灸科病房实习的第一天,我的带教老师就让我给住院的中风病人扎针。

几个病人扎下来,带教老师点点头说:"咱们一共有 7 个病人,其中 6 个需要扎针。以后你就给他们 6 个人扎针治疗吧。"

我当时挺高兴,但心里还是没底,问:"行吗? 病人同意吗? "

为了给我树立信心,老师当着我的面对病人说:"以后就是这个小于大夫给你们扎针了,我看了,他扎得不错,你们放心吧。"

等我起针时,一个老大爷对我说:"小于大夫,你扎得比有些实习大夫好。"

我问:"怎么这么说呢? "

"有的实习大夫呀,这个针……"老大爷用手指了指他的人中穴,"都扎到我牙缝里了"。

我听了老大爷这句话，立刻明白了。明白了什么呢？请看专业提示中的位置提示。

故事二　点人中的故事

记得有一次参与抢救病人。病人是因为几天没有吃饭，加上天热，昏迷不醒而被送医的。

病人送来时是昏迷的。经过一番抢救，患者平稳了。大家刚回到值班室，呼叫铃响起，我们又跑回抢救室。

只见病人躺在床上，手握着呼叫铃按钮，眼睛看着我们，还不时用舌头舔着上牙。看见我们都到了，对我们说："大夫，我的牙怎么活动了？"

我们定睛观察，他上嘴唇的部位有一个深深的指甲印，颜色发紫，牙齿确实活动了。

可以想象他昏迷时，周围人七手八脚掐人中的场景。上嘴唇的地方掐出了指甲印，皮肤都给掐紫了，牙也给按活动了，但病人没醒过来。

专业提示

出现上面这两种情况，其原因是取穴、刺激方向和刺激量把握得不好。请看下面的三点提示。

1. 位置：人中穴位于人中沟的上1/3和下2/3的交界处。如果位置取得低了，针刺时就容易扎到患者的牙缝里，点穴时就容易把牙按活动。如此疗效差，患者不容易苏醒。

2. 方向：无论针刺人中还是点人中、掐人中，方向均应指向鼻根，如图中箭头所示的方向。

3. 刺激量：用于昏迷急救时刺激量应大，要做到上篇提到的位置准、强刺激、至缓解。

(1)"位置准"：就是要取穴准确。

(2)"强刺激"：采用针刺或点穴，刺激方式虽然不同，但效果是一样的。急救时要采用强刺激。所谓强刺激就是要刺激到患者有躲闪、流泪、呻吟等表现。

(3)"至缓解"：一定要等到患者出现深吸

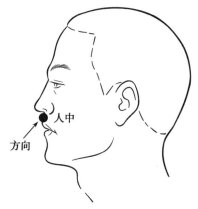

气、呻吟,直至清醒。

105 | 推拿四法活血治闭经

> 摩腹活血、点穴通经、横擦腰骶、掌拍八髎,四个腹腰部关键手法,起到活血通经的作用,是治疗闭经的主要手法。

一次在某针灸推拿班讲课,那天讲的是腹部和腰骶部手法,有摩法、揉法、擦法、拍法等。

在讲完理论部分后,就进入了手法示教、练习环节。我示教一个手法,学员练习一个手法。学员两两一组,或先当医者或先当患者,相互练习,相互体会,练得非常认真。

快到课程结束时,一位正在接受拍法的女学员从治疗床上突然起身离开了教室,过了一会她回来了。我只是注意到了她这一举动,但并没有多想。

下课后,她走向我,跟我有这样一段交流。

她说:"于老师,您前面讲总论时,不是说手法有活血的作用吗?还提到腰骶部手法有可能会影响月经。当时我根本不信,认为一个外治方法,仅仅在腰骶部揉揉,不可能引起体内那么大的变化,我根本不信。但刚才我信了!"

我问:"什么事让您突然相信了?"

"是这样,我闭经好几个月了。"女学员说,"今天练手法之前我就想看看、体会一下有这种作用吗,刚才做了一会儿手法,我就觉得小肚子有反应。"

"那后来呢?"

"刚才越做小肚子的反应就越强,后来我不是出去了一下吗,就……"女学员继续说,"所以我信了。太棒了,太神奇了,我真得好好学习手法。"

专业提示

1. 手法具有活血的作用毋庸置疑。上面只是众多病例中的一个,当然也是比较特殊的一例。通常治疗时需要一定的疗程,操作部位还有一些特殊讲究,手法也有一些特殊的技巧。

2. 正是因为手法具有活血作用,所以常用于治疗月经病瘀血证、寒凝证。

3. 治疗闭经常用的活血手法有：摩腹活血、点穴通经、横擦腰骶、掌拍八髎。

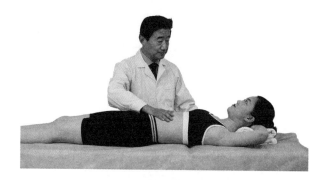

摩腹活血

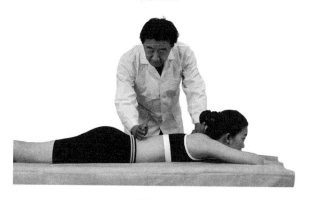

横擦腰骶

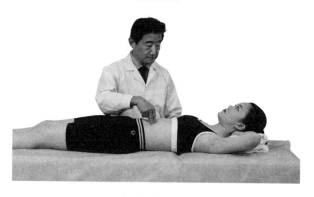

点穴通经

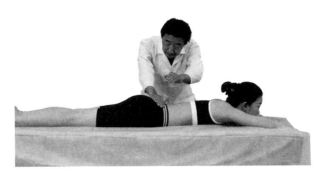

掌拍八髎

106 | 治疗小儿消化不良(疳积)第一穴

本篇介绍的是治疗小儿消化不良(疳积)的第一要穴。

您知道治疗疳积的最佳穴位吗?下面这个病例是我实习中见到的。

小宝宝来自北京怀柔的山区,就诊时真是骨瘦如柴,面黑无光,眼窝深陷,两眼无神。

孩子爸爸说:"孩子一直不好好吃饭,与同龄的孩子比,个子小,体重轻。"

我的老师(W医生)说:"这就是疳积。"

孩子爸爸对W医生说:"怎么治都行,能治好就行。"

W医生对孩子爸爸说:"做个割治吧。"

割治,课堂上听过,但没见过。那是我唯一一次见到割治,距今快30年了。大体过程如下:

孩子的爸爸抱着孩子,我帮着固定孩子的右手。W老师戴上帽子、口罩,打开手术包的外层,戴上手套,再打开手术包的内层。同时护士备好碘酒,W老师用镊子夹住棉球,沾上碘酒,用棉球在患儿右手大鱼际处消毒,脱碘,铺手术洞巾,然后装好手术刀片。

W老师右手持手术刀,轻轻在患儿大鱼际处切了一个 1cm 左右的口;左手拇食指沿刀口轻轻向两边一分,刀口处突出了一点点黄色的脂肪(我很惊讶,那么瘦的孩子皮下还能有脂肪);W老师放下手术刀,拿起手术剪,快速地将脂肪剪掉。然后盖上无菌纱布,取下洞巾,用胶布在纱布上做了"井"字固定。

从切开皮肤到固定好纱布,整个过程不到半分钟。还未等孩子大哭,治疗就结束了。

一周后,孩子来复诊时,小脸变红了,眼睛也有神了。孩子爸爸说孩子吃饭好多了。

现在能够接受这种治疗的家长不多了,更多的采用小儿推拿的治疗方法。

专业提示

1. 疳积的概念:疳积是疳证和积滞的总称。疳证是指由于喂养不当,脾胃受损,影响生长发育的病证。积滞是由乳食内积,脾胃运化失常而引起的肠胃疾病,临床以腹泻或便秘、呕吐、腹胀为主要症状。

2. 治疗疳积第一穴——板门:板门为小儿推拿常用穴,位于手掌大鱼际处。

3. 主治:疳积,食欲不振,纳食不香。

4. 刺激方法

(1) 第一穴要用"第一法"即割治,如此搭配才能取得最佳效果。

(2) 目前因多方面因素,我不用割治法,改用强刺激的方法,首推"掐法"。

(3) 如果患儿配合,就用短时间、强刺激,即用拇指掐揉板门,力度以患儿的手有向回缩的程度为宜。每侧30~50次,可掐、揉交替,治疗1分钟左右。

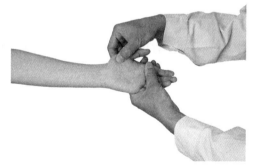

掐板门

(4) 如果患儿实在不配合,就采用长时间、小刺激,用患儿能忍受、不哭闹的最大刺激量,时间则要长一些,每侧5分钟左右。这里要提一句:不是知道穴位就能治好病,而是要选对刺激方法和刺激量。

5. 特别提示:如果疳积较重,应配合使用其他穴位及手法,如摩腹、捏脊、摩脐和下一篇故事要讲的穴位。

107 | 治疗小儿消化不良（疳积）的另一个好穴

本篇再介绍另一个治疗小儿消化不良的好穴。

我的一个同学带孩子来诊，说："老于，帮我看看我儿子是不是有积？"

我看孩子，聪明中透着淘气样，就是瘦，脸上青一块白一块的。"孩子不好好吃饭吧？"

"就是的，每天吃饭就跟吃药似的。我得满屋子追着喂他。"

"来，让我看看小肚子。"说着我把小孩抱到了床上。一看腹部胀满如鼓，口中有股臭味，"便便怎样？"

"便便可干了，拉的全是球球儿。"

"睡觉好不好？"

"不好。每天睡觉时总是哼哼唧唧的，睡个觉像要把式的，从这边折到那边，没个老实劲儿。"

一听便知这是典型的疳积积滞伤脾型。我给孩子做了小儿推拿。治疗后，我告诉我同学："以后每天吃饭前，先掐一掐这儿（四横纹），"说着演示给我同学看，并嘱咐每个手指掐50下，"掐完再吃饭。"

过了一个星期，同学打电话给我，说："我儿子可听你的了，每天吃饭前自己掐手指。现在吃饭可香了，睡觉也不那么折腾了，小脸儿也开始有光泽了。"

专业提示

1. 疳积的概念：疳积是疳证和积滞的总称。疳证是指由于喂养不当，脾胃受损，影响生长发育的病证。积滞是由乳食内积，脾胃运化失常而引起的肠胃疾病。临床以腹泻或便秘、呕吐、腹胀为主要症状。古有"无积不成疳""积为疳之母"的说法。

2. 疳积的病因：积滞伤脾，气血两亏。

3. 治疗疳积的好穴——四横纹：位于食指、中指、无名指和小指掌侧第1指间关节横纹处。

积滞伤脾

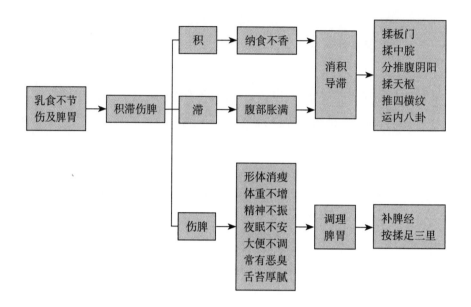

4. 操作

(1) 用拇指指甲掐揉,称掐四横纹。

(2) 用点刺法治疗疳积。

5. 主治:疳积、腹胀、腹痛、气血不和、消化不良。四横纹在经络腧穴中称为四缝,常采用三棱针点刺。必要时应中西医结合治疗,特别是对原发病、消耗性疾病的治疗。

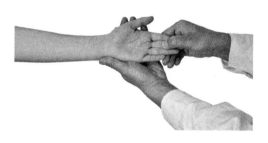

掐四横纹

6. 调养:在喂养方面应定时、定质、定量。在增加辅食时应遵循先稀后干,先素后荤,先少后多,先软后硬的原则。注意营养搭配。

7. 家庭自我按摩:家长每天给小孩揉一揉肚子、掐一掐四横纹,稍大一点的孩子可以自己掐四横纹。如此可以增加疗效。

108 | 捏脊是儿童健脾第一法

捏脊——治疗疳积、消化不良,堪称小儿调理脾胃第一法。

捏法最早记载于葛洪(283—363)的《肘后备急方》中:"拈取其脊骨皮,深取痛引之,从龟尾至顶乃止。未愈更为之。"

现在这个手法通常称为"捏脊",用于健脾和胃、补益气血、促进消化吸收、提高抵抗力,其中最为人们熟知的作用就是治疗"疳积"。

我女儿出生 3 个月左右时,没有任何原因,突然不喝牛奶了,而且连续 3 天都不喝。因为没有发烧,没有哭闹,睡觉也好,第一天我俩也就没太在意,认为可能是头一天吃得太多了。

第二天还是这样,一口牛奶不喝。只要把奶瓶往她嘴里一放,她就用小舌头给顶出来。这就引起了我俩的警觉,可她还是不烧、不哭、不闹。认真思考后,决定再观察一天。

第三天早上我想,最好女儿能主动"改正",否则我可要动用我的专业技能了。可是上午没有任何改观,过了中午她还是"执迷不悟"。没办法,我只好果断采取措施了。

我先把女儿俯卧过来(婴儿在 3 个月大小时,如果没有大人看护,是不能俯卧的),撩开衣服,露出后背,开始给她捏脊。第一遍捏可能是有些"手软",她好像没什么反应。第二遍捏力度就重了许多,她吭叽了两声。第三遍捏力度更重了,两手交替、捏三提一。捏到最后时女儿嚎了一声,就上不来气了。爱人一把推开我,责怪道:"你手太重了。"抱起孩子,一个劲地在女儿后背上抚摸,嘴里还安慰着:"没事、没事。"大约过了 10 来秒,女儿才把气吸上来,大哭起来,爱人连拍带抚摸,我在一旁看着,不知如何是好。毕竟是第一次给女儿捏脊,没想到她反应如此强烈。

爱人哄了好半天,女儿才缓过来。等女儿不哭了才把她放在床上,我俩这才松了口气。又过了一会,把奶瓶放在女儿嘴里,她吃得是那么香。

专业提示

1. 操作提示:捏法分为三指捏法和二指捏法。

（1）三指捏法：两手腕关节略背伸，拇指横抵于皮肤，食中两指屈曲置于拇指前方的皮肤处，以拇食中三指捏拿肌肤，两手边捏边交替前进。

（2）二指捏法：两手腕关节略尺偏，食指中节桡侧横抵于皮肤，拇指置于食指前方的皮肤处，以拇食两指捏拿皮肤，边捏边交替前进。

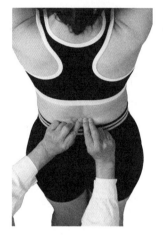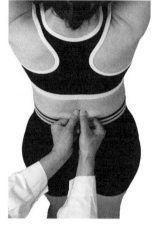

三指捏法　　　　　　　　　二指捏法

2. 要领提示：沿直线捏，不要歪斜。捏拿皮肤松紧要适宜。

3. 作用提示：捏脊可调节脏腑生理功能，特别是调理胃肠功能、促进消化吸收、提高抵抗力。通常从长强捏至大椎或风府穴，一般捏 3~5 遍，以皮肤微微发红为度。在捏最后一遍时，常向前捏三下，向上提一次，称为"捏三提一"。

109 | 脾胃的调养

儿童大多会有因饮食不节导致疾病的经历。那么在喂养和调养时应注意哪些方面呢？

生活场景一

周末了，爸爸妈妈带着宝宝回爷爷家或姥姥家，有时还是上午回爷爷家，下午回姥姥家。

通常老人得知宝宝要回来，先是准备诸如饼干、糖、薯片等一大堆零食，然后再准备鸡、鸭、鱼、肉、虾等一大桌丰盛的饭菜。而且在吃饭时不停地让宝宝吃。许多宝宝饭后会出现不舒服、肚子胀，或者呕吐，甚至发烧等各种不适。

生活场景二

宝宝在幼儿园已经吃了晚饭，可大人在吃晚饭时还是把宝宝搂在身边，不停地往宝宝嘴里塞肉、鱼、虾等各种各样"好吃的"。结果宝宝吃"顶着了"，出现各种不适。

为了防止类似情况的出现，百姓早就总结出了脾胃调养的谚语："少吃一口，踏实一宿"，"要想小儿安，三分饥与寒"。

其实这两句谚语中都提到，要想让孩子不生病，就不能把孩子喂得"太饱"。

正常儿童的喂养，或在脾胃虚弱、病后恢复的调养时，根据小儿"脏腑娇嫩，形气未充"的生理特点，给您以下 4 点专业提示：

专业提示

1. 三定原则，即喂养、调养时应定时、定质、定量，即定时进餐，食物的性质相对固定，食量相对固定。

2. 四先四后，即喂养、调养或增加辅食时应注意遵循：①先稀后干；②先素后荤；③先少后多；④先软后硬。先稀后干就是先流质食物（如粥、汤、羹等）后固体食物，先素食（如面条、面片、米糊）后荤（逐渐增加肉汤、肉松、肉），先少后多是指慢慢增加进食量，先软后硬便于儿童消化吸收。

3. 两点注意，即注意营养搭配，注意综合治疗。注意营养搭配：注意粗粮与细粮的搭配，菜与粮的搭配，蔬菜与肉类的搭配，动物蛋白与植物蛋白的搭配，主食与辅食的搭配。注意综合治疗：是指对原发病、消耗性疾病的治疗。

4. 成人亦可参照以上三条专业提示进行调养。

110 | 揉背部治疗脾胃病

揉背部就能治疗脾胃病,当然揉的位置也是很有讲究的。

Y 先生今年 60 多了,年轻时上山下乡到了兵团,那时全是体力劳动。他跟我说,最重时他要肩扛 200 多斤的麻袋,一干就是一天;或者一把镰刀,弯着腰,从黎明干到天黑。

长时间、高强度的体力劳动,使得他很早就落下了腰背痛的毛病,同时因为那时生活艰苦,饥一顿饱一顿的,他的胃也吃坏了。

在他 45 岁时我们相识了。再后来,他的腰背痛一直由我给他治。

他的腰背从上到下,从左到右,肌肉很硬。每次治疗都需要较重的手法,而且需要上下反复 3~5 次才能将肌肉松开。当然治疗一次一般能维持一两个月。

治了一段时间后,他跟我说:"我先后找过许多医生治疗我的腰,最后还是选择了你。一是觉得你的手法对我的证,二是每次治疗后我的胃都是暖和的,胃口好了,也能喝酒了。"

开始时他并没有跟我说这些"额外的作用",后来他问我:"为什么你没揉我的肚子,只是揉揉后背,我的胃就好了?而且每次揉完都有这样的效果。"他还说:"治疗时总是有嗖嗖的感觉往胃、肚子上窜。"

我解释到:"因为做背腰部治疗时,除了作用于腰背肌外,还作用于背俞穴上,所以有调整脾胃功能的作用。不仅如此,心肺、腰肾功能也可以得到调整。"

这就是本篇故事的主题:揉背部治疗脾胃病。

专业提示

1. 胸腰段(不分左右)是治疗脾胃疾病的关键部位,取穴及定位是:

肝俞位于第 9 胸椎棘突下,旁开 1.5 寸。

胆俞位于第 10 胸椎棘突下,旁开 1.5 寸。

脾俞位于第 11 胸椎棘突下,旁开 1.5 寸。

胃俞位于第 12 胸椎棘突下,旁开 1.5 寸。

三焦俞位于第 1 腰椎棘突下,旁开 1.5 寸。

这么多穴位,专业人员请记口诀:九肝十胆仔细分,十一脾俞十二胃,十三三焦十四肾。

业余爱好者请记:用胸腰段治疗,不必拘泥于穴位。

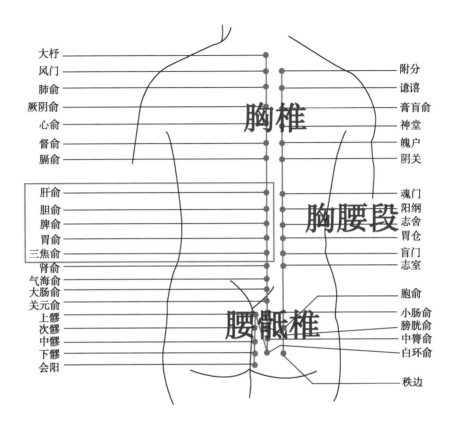

2. 点揉法及掌指拨法是关键的手法。

(1)点揉法即用双手拇指做环形点揉。

(2)掌指拨法即以一手拇指指腹置于胸腰段,另一手手掌置于该拇指之上,以掌发力,以拇指着力,垂直脊柱方向往返推动。

3. 气至病所是产生疗效的关键。气至病所不仅在针刺时可以出现,推拿时也一样可出现这样的感觉、这样的现象。

4. 个人经验:推拿疗法治疗疾病的特点是治疗中患者就有感觉、就有疗效。换言之,治疗中应追求相应的感觉,也就是追求即时疗效、速效。若即时没有感觉,或因部位不准、或因刺激量不对、或因手法选择非最佳,应及时调整。

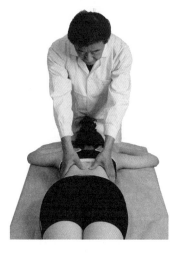
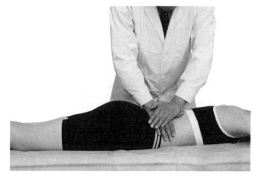

点揉法　　　　　　　　　　掌指拨法

111 ｜ **小儿腹胀的治疗**

> 腹胀是小儿、成人常见的一种症状。治疗当以"通腹"为原则,手法治疗立竿见影。

小宝 3 岁半了,是个活泼可爱的小男孩。2017 年 4 月 8 日小宝的妈妈带他来到诊室时,小宝腆着肚子,走路的样子像个孕妇。从他的眼神里能看出他有些害怕,也有些渴望。来医院嘛肯定会有点害怕,但并没有掩饰住他渴望治疗的眼神。

小宝的妈妈描述:孩子腹胀 3 个月了,先后服用过西药和中药,均未见好转,遂前来就诊。经过询问,小宝饮食可,大便少,睡卧不安。查体腹部胀满,叩之如鼓,"砰砰"有声,胸腹部青筋暴露,绕脐腹围 61cm,发如穗,发育尚可。小宝已经做过相应检查,排除了器质性疾病。

中医诊断无疑为腹胀。刻下的治疗原则是通行腹气,调理腹部气机。"摩腹"将建奇功。

给小宝做摩腹时,我用的是右手。小宝一只小手抓住我的拇指,另一只小手抓住我的四指。他并没有推我的手,也没有阻止我给他按摩。因为他知道我在给他治疗,也能感觉到我能治他的病。可他的两脚始终不停地动,一会儿高高地举起然后重重地落在床上,一会又将脚放在我的胳膊上,没一会又把脚举到我的鼻子前。

在整个治疗中,小宝先后释放了 5 个"毒气弹"。随着释放,他的腹部明显软了一些。

在第二次就诊时,他妈妈说:第一次揉完回去就拉臭了,拉的可多了。

第二次治疗,是在小宝吃完饭后 1 小时,脐围 53cm。

在治疗 3 次后,小宝的腹胀就好了,脐围仅 50cm。

专业提示

1. 治疗原则:通腹。

2. 主要手法:摩腹(重点脐旁、升结肠、横结肠、降结肠),推下七节骨。本例患儿在摩升结肠时排气 3 次,在摩降结肠时排气 1 次,在推下节骨时排气 1 次。

3. 次要手法:揉板门,掐四横纹,清大肠,退六腑。

4. 医嘱:小儿推拿每周 2~3 次。少吃豆类,加强户外运动。

第五篇

听故事 学保健

112 | 保健第一法——摩腹

摩法是保健第一法,具有简单、实用、柔和、普适的特点。调理胃肠功能的效果十分明显。

先看几个治疗小故事吧。

某人因腰椎间盘突出症导致腰腿剧烈疼痛,前来寻求推拿治疗。检查时不能俯卧,为什么呢?因疼痛剧烈,排便时腹部不敢用力(排便时腹压增高,腹压增高时椎间盘突出会有加重的趋势,疼痛就会加剧),七天未排大便,腹部胀得不得了,根本趴不下去。其结果是越痛越不敢排便,越不排便就越痛。中医讲"小大不利治其标",意思就是说当病人排解大小便困难时,需要先行解决"大"和"小"的问题。如何?摩腹得效。

某人因术中大出血,病愈后留有便秘。中医辨证为"血虚便秘"。血虚可以慢慢调治,但每天不能排大便实在难忍。如何?摩腹得效。

某人因病服用氯氮平,十天未排大便。因病又不能停药,如何是好?摩腹助她。每次治疗她都希望摩腹时间长一点,但经常是治疗过程中,腹中肠鸣,不得不中止手法,她要先去洗手间。

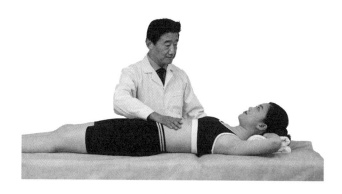

摩腹

摩法简单、实用、柔和、普适,是集保健与治疗于一身的手法。

说摩法简单是因为一看就能做,摩就是做环形抚摩。

说摩法实用是因为一用就可以增加胃肠蠕动,促使大便排出。

说摩法柔和是因为这个手法只有舒适感,没有任何疼痛感。

说摩法普适是因为每个人都可以用,每个部位都可以用。

说摩法是保健第一法,是因为我们每天都要吃饭、消化,而且每天最好排大便一次。摩腹的作用就是帮助消化、吸收、排便,医学上称促进胃肠正蠕动。摩腹是在家就能做的手法,是自己就能做的手法,是没有副作用的手法。

说摩法是治疗手法,是因为医生用这个手法不仅可以治疗消化系统疾病,还可以治疗部分内分泌、泌尿、生殖系统疾病。

专业提示

1. 着力部位:摩腹需用掌着力。

2. 方法提示:以掌置于腹部,做环形而有节律的抚摩。顺序是左上腹→上腹→脐→小腹→右下腹→右上腹→左上腹→左下腹。

3. 力量提示:力量应达胃肠,也就是说在摩腹时经常可以听到"咕噜噜……咕噜噜……"的声音,此时说明力量对了,开始有效果了。

4. 时间提示:至少20~30分钟,效果才能明显。

5. 目的提示:自己做定位于保健,治疗需找医生。

113 | 头顶保健第一法——指尖击法

头顶保健第一法——指尖击法,看似简单,效果显著。

头分为前额、头顶、后枕部、头侧四大部分,各部均有相应的、最佳的保健手法。那么头顶用什么手法最好呢?

首推"指尖击法"。

先看个故事吧。

几年前有一患者就诊,他在一家公司工作,工作任务繁重,整天累得头昏脑涨,压力巨大,浑身肌肉发紧。

第一次治疗时,他说:"我的头很涨、晕晕的,一会儿还要开会讨论工作,能不能给我缓解一下。"

我说:"这简单。"于是我给他在头顶做了指尖击法。治疗了 3 分钟,便能感觉到、也能看到病人的两肩松了下来,呼吸也均匀了。

治疗后,他说:"于大夫,刚才这个手法很好,我脑子一下就清楚了。这个手法我能自己做吗?"说着他开始用手敲着头顶。我说:"可以呀。这个手法自己做效果也会很好。"

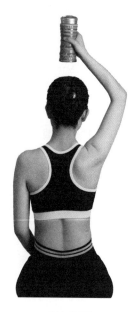

我的话音还未落,他就说:"可是做一会手就累了、就没劲了,有什么可以代替的吗?"

我说:"你可以找个玻璃杯,灌上热水,拧紧盖,放在头顶代替手来叩击。这样就不累了。"

"为什么要放热水呢?"患者问。

"放热水第一有热度可温通经脉,第二有重量省力,第三有一定弹性不痛。"

后来,病人再来治疗时跟我说:"上次您告诉我的办法特别好。第二天我就拿了个杯子到公司,累了就敲敲头。同事看了,惊讶地问我这是做什么,我告诉他们:'这样敲,头脑可清楚了。'同事们就拿着我的杯子试,试后都说好。第三天我们公司好多人拿着杯子敲头。"

叩击头顶

专业提示

1. 操作提示:指尖击法的操作方法是两手五指屈曲,以指尖着力,有弹性、有节律地击打头顶部。

2. 要领提示:指尖击法产生疗效的要领是要有弹性、有节律。

3. 部位提示:指尖击法最适用的部位是头顶部。

4. 治疗提示:指尖击法的作用是头部保健,治疗头晕、头昏、头顶痛。

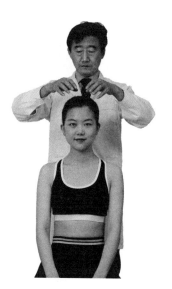

指尖击法

114 | 头侧部保健第一法——梳头栉发

头侧保健第一法——梳头栉法,看似简单,效果显著。

头分为前额、头顶、后枕部、头侧四大部分,各部均有相应的、最佳的保健手法。指尖击法是头顶部最佳保健手法。

那么头侧用什么手法最好呢? 首推"梳头栉发"。

曾经给一位患者治疗失眠,他说:"天源呀,我最近太累、太紧张,情绪也不好,睡不好觉。一会你要保证我睡 3 小时。怎么揉都可以,只要能让我睡。但就是别让我吃药,别给我扎针。"

我有一套"推拿调神"的手法,治疗失眠、安神效果非常好。几个手法做完,患者就已经迷迷糊糊了。但是如何维持他进入深睡眠、如何维持他 3 小时的睡眠呢?

遇到这种情况,就一个手法——梳头栉发。梳头栉发在保健放松、安神定志、疏肝解郁方面的作用非常强,效果非常好。

治疗期间,患者睡得很安稳、很甜美,时而眼珠轻转,时而打两声小鼾。

有人会问,就一个手法? 答案:就这么一个手法。

有人会想,一个手法多单调呀? 答案:不单调! 经验告诉我,安神手法不在多,在于稳、在于适度、在于部位、在于意境。顺便提一句,"梳头栉发"只是众多安神手法中的一招。

一定还会有人问:做那么长时间会累吗? (上面是个特例,做 20~30 分钟,一般不需要做这么长时间。)我的体会是:给患者安神,自己要先安神,给患者疏肝理气,自己要先肝气条达。因此,在给患者安神的同时,要有共同安神的意境,有了这种意境,做手法就不累了,因为同时得到了相应的安神。在治疗时,看着患者入睡,看着患者获得他们最需要的"睡眠"时,安神、满足、成就感比什么都重要。

曾经有一位内科老师说:"你在头上动来动去,患者能睡着? 我不信。"后来,我给他做了一次,也是简短的几个手法,他就睡着了。醒后,他看我的眼神都变了。因为他理解了推拿的魅力,知晓了推拿的神奇。

1. 操作提示:受术者平卧。术者坐于头侧,两手十指屈曲,以指背在头侧从前至后做梳头动作。

2. 要领提示:从前至后,动作要和缓轻快,两边要对称。

3. 作用提示:保健放松,安神定志,疏肝解郁,用于失眠、头痛、眩晕。

4. 力量提示:力达头皮下。

5. 推拿安神有一整套手法,梳头栉发仅是其中一个。

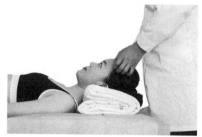

梳头栉发

115 | 前额部保健第一法——分推前额

前额保健第一法——分推前额,还可用于治疗失眠。

前额部用什么手法来放松、保健呢? 答案是"分推前额"。

临床中,望诊时经常发现失眠的人、工作紧张和用脑过度的人,在两眉中间有深深的皱纹。

生活中,我们也会经常发现,当遇到难事时、在深度思考时,人们常常两眉紧锁。

这就提示我们,在前额部做治疗、做保健时,要使其舒展眉头,才能有放松、安神的效果(这是"推拿调神"的第二法,如需治疗请到医院就诊,或参考《按摩推拿学》教材相关内容)。

专业提示

1. 操作提示:以两手拇指的桡侧置于前额部,自前额正中向两旁分推至太阳穴。自我保健时可以用食指、中指指腹着力,从前额正中向两旁分推至太阳。

2. 时间提示:1~3 分钟即可。也可以根据实际情况适当延长或缩短时间。

3. 要领提示:①手指要紧贴皮肤;②对于油性皮肤者用力可以稍大,对于干性皮肤者可先在前额部涂适量按摩油,或用力要适度,以手法操作 1 分钟皮肤微微发红为度;③做到轻而不浮,重而不滞;④速度要均匀;⑤两手的力度、速度及位置要对称。

4. 部位提示:用于眉、前额部。

5. 作用提示:放松、安神。

6. 友情提示:自己操作以保健为目的,如需治疗,请寻求医生帮助。

7. 晋级提示:前额部可分 6 条线操作。第 1 条线从眉头经眉中、眉梢至太阳,前额可分为 5 条线,即将前额平分为 5 条线,每条线均从鼻根至前额正中、眉上、太阳。

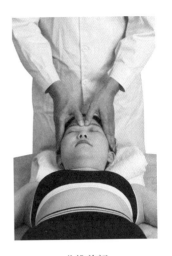

分推前额

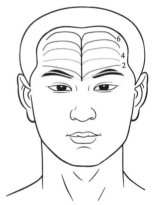

116 | 眼部保健第一法——摩掌熨目

隋朝就有的眼部保健手法——摩掌熨目。

隋朝成书的《诸病源候论》卷二十八里有治疗"目暗不明候"的手法:"鸡鸣以两手相摩令热以熨目,三行,以指抑目,左右有神光,令目明不病痛。"这一手法就是我们现在所说的"摩掌熨目"的早期操作形式,也就是本篇要介绍的眼部保健第一法——"摩掌熨目"。

专业提示

1. 操作提示:两掌相互摩擦,搓热后将两手掌心放置在患者两眼上,使眼部有温热舒适感。

2. 时间提示：早晚各做 10 次，或做更多。

3. 要领提示：首先要将两手搓热，然后以掌心放置在两眼之上起到温熨作用。两手不要触及患者的鼻，尤其是鼻翼。

4. 作用提示：保健、安神定志、明目，用于失眠等症。

5. 特别提示：本法是眼部保健第一法，也是安神手法。以保健为目的时，可以反复、多次操作。若以安神为目的，通常放在最后一步作为治疗结束的手法。

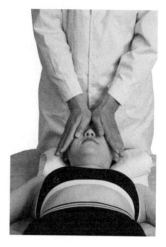

摩掌熨目

117 | 耳部保健第一法——鸣天鼓

耳部保健第一法——鸣天鼓，看似简单，效果显著。

耳部保健手法首推"鸣天鼓"。古籍记载"两手掩耳，即以第二指压中指上，用第二指弹脑后两骨做响声，谓之鸣天鼓"。本法可称为耳部保健的第一法。

《颐身集》是养生丛书，清·叶志诜编，收书 5 种，包括邱处机《摄生消息论》、冷谦《修龄要旨》、汪昂《勿药元论》、汪政《寿人经》、方开《延年九转法》，各 1 卷共 5 卷。

专业提示

1. 医疗操作：患者取仰卧位或坐位。医生两掌分别按住患者两耳，其余手指置于后枕部。医生两掌轻轻用力，按压患者两耳，然后用食、中指轻弹枕后风池穴数次，然后两掌放松。如此反复操作数次。

2. 自我操作：除参考医疗操作外，还可用中指指腹将耳屏按于耳孔处，用另一手中指轻轻敲击按于耳孔处的中指指背。

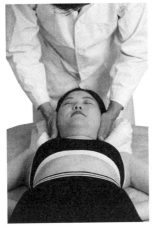
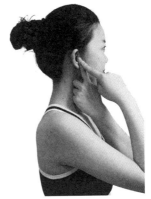

鸣天鼓医疗操作 　　　　　　　鸣天鼓自我操作

3. 作用提示：聪耳，治疗耳鸣。

4. 要领提示：每侧可以做 5~10 次，每天可反复多次操作。亦可在耳鸣较重时、劳累时操作。按压或敲击的力量以患者感觉到轻松舒适为度。可以两侧同时做，也可以分别做。

5. 原理提示：鸣天鼓是最早的掩蔽疗法，即通过对神经系统重新训练或再编码，降低中枢兴奋性，增加中枢抑制，切断耳鸣与不良情绪的恶性循环，促使患者对耳鸣的适应，从而达到治疗的目的。

第六篇

听故事 学练功

118 | 颈痛的功能锻炼

> 颈部功能锻炼分三种强度,都是缓解颈痛的有效方法,也是维持、巩固疗效,预防颈痛的好方法。

曾经一位友人推荐她的朋友来找我治疗。朋友说:"他30多岁,搞IT的,颈痛好长时间了,针灸、推拿、拔罐、牵引、吃药都试过了,就是不好。X线、CT、磁共振都检查了,都说没事。现在没办法,脖子上还围了个东西。"

这位患者来诊时,我一看,男士,挺瘦的,个子高,脖子长。而且看上去还挺"吓唬"人的,因为他还戴着颈托。

我问他:"受过伤吗?"

"没有。"

"那为什么戴着颈托?"

"因为痛,到药店,店员推荐的,"他说,"戴上虽没管太大用,但脖子暖和。"

"这个颈托戴多长时间了?"我问。

他说:"戴了有小半年了。"

其实,除了"颈痛、很长时间、累了就痛、没劲儿、稍低一会头就痛"以外没有发现有临床诊断意义的症状,检查时除肌肉力量弱以外,肌肉痉挛根本不明显(因为肌肉太薄弱了),活动度正常,各项专业检查都是阴性,X线片、CT、MRI都基本正常。

病例分析:

患者瘦、个子高、脖子长、肌肉弱、IT行业、伏案工作,这样的体型、体质和工作性质,容易出现颈痛,其根本原因是肌肉发育不好,或说不够强壮,中医称为"筋弱"。再加上他佩戴半年颈托,颈部肌肉运动减少,肌肉力量就更弱了。

因为肌肉力量弱,不足以支撑他完成、应对每天的工作,因此稍低头就会痛、累了就会痛。

因为肌肉痉挛不明显,所以没有必要做松筋手法或其他治疗。治疗的首要任务是加强颈肩部肌肉力量,进行功能锻炼。

经过指导患者进行颈肩部肌肉的功能锻炼,这个患者很快就好起来了。

专业提示

1. 两方面练习：骨伤科、推拿科的功能锻炼包括两大部分，第一是运动功能恢复，第二是肌肉锻炼。这提示医生指导患者练功时要有针对性。

2. 练习方法

（1）与项争力（初等强度练习）：坐位或站立位练习。双手交叉置于后枕部，头向后仰的同时两手向前，用力与头部后仰相对抗，保持 5 秒，休息 5 秒。如此反复练习。

（2）飞燕点水（中等强度练习）：俯卧于床上，以腹部支撑，两上肢伸直向后上方抬起，两腿伸直向后抬起。当感觉到累时，坚持 5 秒，然后两臂及两下肢放下休息 10 秒。如此反复练习。

（3）靠墙练习（高等强度练习）：首先背靠墙站立，头、背、臀紧贴墙壁。然后足向前，头、背、臀仍保持与墙壁接触；然后以头（后枕部）支撑身体，背部离开墙壁。当感觉到累时，背部回至墙壁支撑，放松休息5~10 秒。如此反复练习。

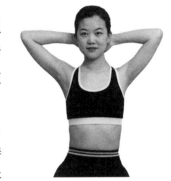

与项争力

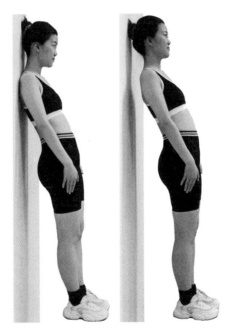

靠墙练习

3. 作用提示

(1) 与项争力：颈部日常保健。

(2) 飞燕点水：强壮颈部、腰背部肌肉，治疗慢性颈痛、腰痛、背痛。尤其适用于颈腰背肌肉力量弱的人群。

(3) 靠墙练习：强壮颈部肌肉，治疗慢性颈痛，尤其适用于颈腰部肌肉力量弱的人群。

4. 时间提示：开始练习时可以只练 1~3 分钟，逐渐延长至每次 5~10 分钟，每天练习 2 次。

5. 要领提示

(1) 与项争力：用力与放松交替进行。

(2) 飞燕点水：两臂及两下肢要伸直、抬起。

(3) 靠墙练习：足向前的距离从小到大，应视个人颈部肌肉力量而定。

6. 特别提示：三个动作均不练次数、不练时间。"不练次数"是指不要一味追求次数；"不练时间"是指不要追求一次能够坚持很长时间。只要坚持练习，能做的次数会不断增多，坚持的时间也会慢慢延长。

119 | **腰痛的功能锻炼**

> "飞燕点水"是缓解腰痛、加强腰部肌肉力量的有效方法。

临床时我经常画一些简单线条图告诉患者如何做功能锻炼。

一次给一位法国患者治疗后，我告诉他应该做"飞燕点水"以使腰部肌肉强壮起来，缓解因肌肉力量弱而引起的腰痛。说着我就给他画了"飞燕点水"的示意图。

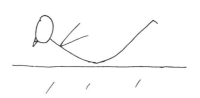

专业提示

1. 飞燕点水这个动作并不是现代人发明的，在古代就有这个动作。在《赤凤髓》卷之二七卷八十二中是这样记载的:"马自然醉堕云溪。以肚腹着地,两手向后往上举,两脚亦往上举,运气一十二口,亦治搅肠沙。"

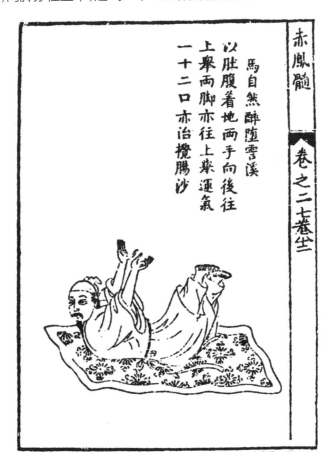

2. 练习方法:俯卧于床上,以腹部支撑,两上肢伸直向后上方抬起,两腿伸直向后抬起。当感觉到累时,坚持5秒,然后两臂及两下肢放下休息10秒。如此反复练习。

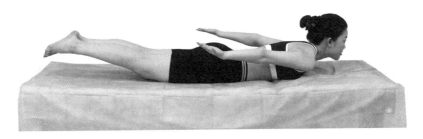

飞燕点水

3. 作用提示:强壮腰背肌和颈部肌肉,治疗慢性腰痛、背痛、颈痛。尤其适用于颈腰背肌肉力量弱的人群。

4. 时间提示:开始练习时可以只练 1~3 分钟,逐渐延长至每次 5~10 分钟,每天练习 2 次。

5. 要领提示:两臂及两下肢要伸直、抬起。

6. 特别提示:不练次数、不练时间。"不练次数"是指不要一味追求次数;"不练时间"是指不要追求一次能够坚持很长时间。只要坚持练习,能做的次数会不断增多,坚持的时间也会慢慢延长。

120 | 肩痛的功能锻炼

32 年前曾经看过一篇名为《B 超后遗症》的文章,如今我从中吸取教训,把它用于临床中,指导患者功能锻炼。课堂上我也讲给学生们听,请他们注意如何下达医嘱。

上大学前,姐姐曾经推荐我看了一篇文章,题目是《B 超后遗症》,同时嘱咐我:"以后你可别这样当大夫。"文章的内容大体是这样的:

医生给一位女患者申请了 B 超检查,但可能是医生没有提前说明,也可能是患者没听见医生说"喝水憋尿"。第二天患者去医院做 B 超检查,快到她时,她怕医生看不清,特意去小解了一下。结果 B 超检查没成功。B 超医生说:"你去多喝点水,然后憋尿,有尿了再进来检查。"

可等到她有尿了,就到了中午,B 超医生都去吃饭了。没办法,她只能先解决掉,然后又开始"喝水憋尿"。

还没到下午上班的时间,她就已经"做好了准备"。可 B 超医生还没准备好,说:"你先在外面等,准备好了会叫你。"可她在外面等了好长时间,实在坚持不住了,就推开 B 超室的门,问:"大夫,准备好了吗? 什么时候能轮到我做 B 超呀? 我实在是……"B 超医生一下想起来还有个病人呢,不好意思地说:"实在抱歉,下午就你一个人,给忘了。"

病人躺在了床上,B超医生很认真地给她检查。可医生说:"你的尿太多了,去,尿一半。"病人想:"天呀,有生以来,头一次尿一半。"从那以后,病人就出现了"只能尿一半"这个"B超后遗症"。

这篇文章告诉我们:医生在下达医嘱时一定要详细,一定要让患者听清楚、听明白。

下面我们来看肩周炎的医嘱如何下达。

肩周炎是一种粘连性疾病。无论是推拿还是功能锻炼,其结果都是将粘连的组织分解开,通俗地说就是"撕开"。"撕开"容易,但如果不锻炼,还会再粘连。因此如何防止"再粘连"就成为医嘱要关注的。

锻炼与粘连可以简单理解为:功能锻炼达到分解粘连的目的,分解粘连后有新的渗出,静止可导致再粘连。功能锻炼应在即将再次粘连时开始。如此反复锻炼,即可防止"再粘连",达到巩固疗效,防止肌肉萎缩,防止再粘连的目的。一句话就是要求患者"勤"练。

因此肩周炎的医嘱应该包括以下五个方面:

1. 讲授、示范5种功能锻炼方法。摇肩练习、内收练习、体后拉手、摸高练习、外旋练习。如果患者实在记不住这些练习动作,就告诉患者,向前、后、左、右,向外转、向内转,共6个方向练习。老年患者可能还是记不住这6个方向,那我们就告诉他们:哪个方向痛,就向哪个方向锻炼(老年人一般不会患肩周炎了,但可以有功能受限)。

2. 突出勤练,每天练习5次或更多。建议患者在以下五个时间段进行锻炼,即晨起、上午、午睡之后、下午、晚餐后。这样时间分布较为平均,临床实践效果较好。

3. 每次练习的关键在于"到位"而不是时间长。患者常因工作忙、拿不出整块时间练习。因此要向患者说明锻炼时间不一定很长,哪怕是三五秒都可以,关键要"到位",即要求肩关节达到上次推拿治疗或功能锻炼时的角度,而且每天运动的范围要不断加大。

4. 强调功能锻炼的作用是巩固疗效、防止肌肉萎缩、预防再次粘连。治疗后应反复向患者强调功能锻炼的作用,使患者提高认识,自觉、自愿、主动、克服疼痛坚持功能锻炼。

5. 要求做好功能锻炼笔记。要求患者做好功能锻炼的记录,记录做了哪些动作、什么时间做的、做了多长时间或多少次。锻炼笔记可以督促患者进行功能锻炼,如此可以巩固疗效、防止肌肉萎缩、预防再次粘连。

专业提示

肩周炎的功能锻炼方法与要点:

一、摇肩练习,适合肩关节各方向功能受限

1. 两下肢前后开立。健侧下肢伸直在前,患侧下肢伸直在后。前后方向摇动肩关节。用于恢复、巩固肩关节前屈、上举、外旋、后伸功能。

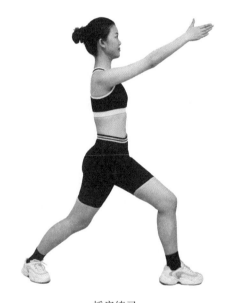

摇肩练习

2. 两下肢左右开立,左右方向摇肩,用于恢复、巩固肩关节内收、上举、外展、外旋功能。

二、内收练习,解决脱套头类衣服困难的最好锻炼方法

将患侧手置于健侧肩前,肘关节贴近胸壁;另一手放于患侧肘关节后方,用力将患侧肘关节推向健侧,使肘关节超过人体中线,并尽力向健侧推送。用于恢复、巩固肩关节内收功能。

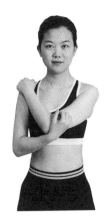

内收练习

三、体后拉手，主要解决穿衣、卫生的需要

两手置于身后，以健侧手拉住/托住患侧手使其逐渐内收并上提。用于恢复、巩固肩关节后伸、内旋功能。

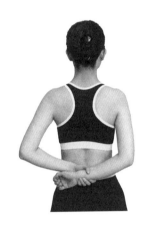

体后拉手

四、摸高练习，主要提高向前、向外抬臂功能

1. 面对墙壁，患肢沿墙壁缓慢向上举起，使患肢尽量触摸高处，然后缓慢向下放回原处。如此反复数次。用于恢复、巩固肩关节前屈、上举功能。

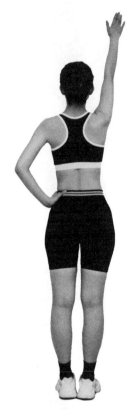

摸高练习

2. 也可侧对墙壁,进行摸高练习,用于恢复、巩固肩关节外展功能。

五、外旋练习,主要解决穿衣、梳头的需要

背靠墙而立,患肢握拳屈肘,患侧肘关节贴住胸壁,患肢外旋,尽量使拳背碰到墙壁。用于恢复、巩固肩关节外旋功能。

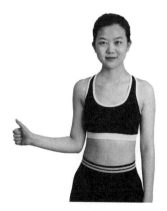

外旋练习

121 | 膝痛的功能锻炼

> 许多膝痛、膝肿是不需要药物和针灸推拿治疗的，通过功能锻炼既可以消肿，又可以加强膝关节周围的肌肉力量，减轻骨质疏松所引起的疼痛。

2005 年一位外省来的患者，以双膝关节肿、沉、痛为主诉来诊。她说："我从事地质工作，可能是总在野外走，半年前腿就痛，也没太在意，可越来越痛，越来越沉，越来越肿。去省里的医院看，医生说没大事。开了些药，吃了也没管用，这膝盖还是痛。"

我问她："膝关节疼的期间休息过吗？"

"没有，"她说，"工作忙，没时间休息呀。"

"做过膝关节的锻炼吗？"

"我天天在野外走，可没少锻炼。"她说。

"那这次怎么来北京了？"

"这次来北京出差，顺便去 × 医院看，"她说，"大夫倒是挺好的，给我开了药，您看看这是药方。"

我看了看药方，问她："您取这些药了吗？"

她说："这其中有些药我也吃过，但没管用，我就没取。想看看中医有没有办法。"

给她检查时，发现她的两膝明显肿胀，浮髌试验阳性，但皮肤温度正常。半月板、髌股关节、韧带、膝眼相关检查都是阴性。虽然 X 线片显示骨质未见异常，但可以看到双膝肿胀的影像。

我说："您这是滑膜炎，从病因、病程来看，是慢性的。您要是不愿意吃药也没关系，可以有针对性地锻炼一下。要是好了呢，那最好；不好呢，您再取这些药也不迟。反正您这个病晚吃、少吃这些药也没有什么大的不良影响。"

"那我回去就养着？"她问。

我说："光是养着可不够，一定要锻炼。

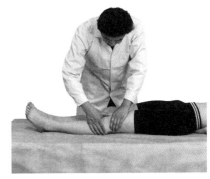

浮髌试验

来,我教您两个动作。回去一定好好锻炼,1个月后您再去当地医院,找个好的骨科医生给您检查一下,看看膝盖还肿不肿,痛不痛。"

于是我教了病人做"抬腿""股四头肌收缩"两个动作,病人认真地学,反复做给我看,直到完全做对。我还反复叮嘱她每天练习的次数和注意事项。

1个多月后,这个病人从外地给我打电话,说:"经过这1个多月的练习、休息,膝盖不胀了、不沉了,也不痛了。到医院检查,医生说:'两个膝盖都不肿,也没有水了。'"

专业提示

1. 抬腿练习要点:患者仰卧于床上,在膝关节伸直的状态下,缓慢抬起。抬至下肢与床面呈45°角时,停留片刻(根据个人能力而定),然后缓慢放下,休息片刻。如此反复练习。每天3~5回,每回练习10~20分钟,或做100~200次。每回练习的次数可以从少到多,练习时间可以逐渐延长,抬起后停留的时间可以慢慢增加,抬腿放下的速度越慢越好。

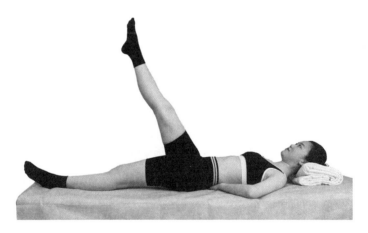

抬腿练习

2. 股四头肌收缩练习要点:仰卧于床上(也可以在站立、坐位练习),在膝关节伸直的状态下,用力将膝关节绷紧绷直,持续5秒,放松休息片刻。每天3~5回,每回练习10~20分钟,或每回练习50~200次。每回练习的时间可以逐渐延长,练习的次数可以从少到多,绷紧绷直的时间可以慢慢延长,绷紧绷直的力量可以慢慢加大。

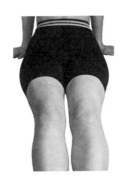

股四头肌收缩练习

3. 特别提示:膝关节肿痛应首先在骨伤科、推拿科就诊,在医生确诊后,由医生指导如何做功能锻炼、做什么样的功能锻炼。

122 | 踝关节功能锻炼

踝关节扭伤后,为防止粘连,损伤后 3 天或肿胀不再加重后即要开始练习。为防止再损伤,还要加强肌力练习。

踝关节功能锻炼似乎没有什么"可爱"的故事。所以这次不讲故事了,来分享一下踝关节损伤早期处理的四大原则。这四大原则的英文首字组合是 RICE,可缓解急性期疼痛和肿胀,缩短恢复期的时间。

R:rest,休息。即让损伤的部位休息、静止、减少运动。

I:ice,冰敷。即在损伤局部做冰敷。方法是将冰块、冷水装入塑料袋,放在损伤的部位直接冰敷,每次 10~15 分钟,局部出现麻木感即可停止。损伤的第一天每 1~2 小时可冰敷一次。对于儿童、少年患者应 5 分钟观察一次,避免冻伤,总时间不超过 15 分钟。

C:compression,加压包扎。冰敷后加压包扎防止、减轻肿胀,协助固定休息,控制伤部运动,避免重复受伤动作,减少出血和渗出。

E:elevasion,抬高患处。目的是减少出血和渗出、促使肿胀消退。最简单的办法是将患肢放平休息。如果肿胀较重,卧床休息时可将下肢后侧放一棉垫。

专业提示

1. 踝关节功能锻炼包括两大部分,第一是运动功能恢复,第二是肌肉锻炼。踝关节的功能锻炼主要是恢复运动功能。踝关节运动主要包括背伸(下蹲)、跖屈(下楼、下台阶)、翻转(内外翻、内外旋)。

2. 练习方法

(1) 弓步练习:练习踝关节背伸功能,恢复下蹲功能。健侧下肢在前,患侧下肢在后,呈前后弓步。弓步越大,练习效果越好。

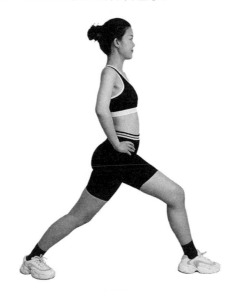

弓步练习

(2) 斜面站立:练习踝关节背伸功能,恢复下蹲功能。站于斜面之上,小腿尽量与地面垂直或向前倾,用以加大踝关节背伸角度。斜面角度最好大于等于 30°。

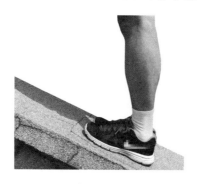

斜面站立

（3）摇踝练习：练习踝关节各方向运动。以足尖着地，环旋摇动踝关节。可以向外环旋 10 次，再向内环旋 10 次。如此反复练习。重点练习疼痛的角度。

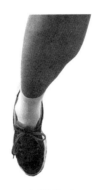

摇踝练习

3. 力量练习：为增加与踝关节运动相关的肌力，预防习惯性扭伤，必须加强肌力练习。通常可以练习提踵（强壮后侧肌群）、勾脚（强壮前侧肌群）、外翻（强壮外翻肌群，非常重要）、内翻（强壮内翻肌群）。

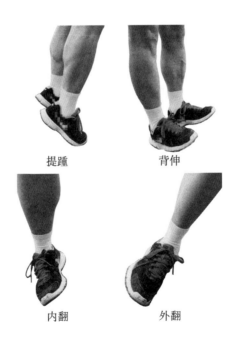

提踵　　　　　　　背伸

内翻　　　　　　　外翻

4. 作用提示：恢复运动功能、增加肌力。

5. 时间提示：在损伤后 3 天即可开始锻炼，范围和角度从小到大，练习时间从短到长，强度从弱到强。每个动作 1~3 分钟。

6. 要领提示：尽量到最大限度或到疼痛的角度，坚持 5~10 秒。

7. 特别提示：为防止粘连，在损伤后 3 天或肿胀不再加重后即要开始练习。为防止再损伤，一定要加强肌力练习。